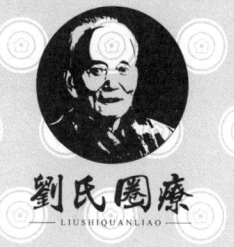

中医药外治探秘

刘应凯 著

学苑出版社

图书在版编目（CIP）数据

中医药外治探秘 / 刘应凯著. —北京：学苑出版社，2017.5
ISBN 978-7-5077-5231-1

Ⅰ.①中… Ⅱ.①刘… Ⅲ.①外治法 Ⅳ.①R244

中国版本图书馆 CIP 数据核字（2017）第 121717 号

责任编辑：付国英
出版发行：学苑出版社
社　　址：北京市丰台区南方庄 2 号院 1 号楼
邮政编码：100079
网　　址：www.book001.com
电子信箱：xueyuanpress@163.com
销售电话：010-67601101（销售部）、67603091（总编室）
经　　销：新华书店
印　刷　厂：北京市京宇印刷厂
开本尺寸：787×1092　1/16
印　　张：9.5　　彩插：4 页
字　　数：150 千字
版　　次：2017 年 6 月第 1 版
印　　次：2017 年 6 月第 1 次印刷
定　　价：48.00 元

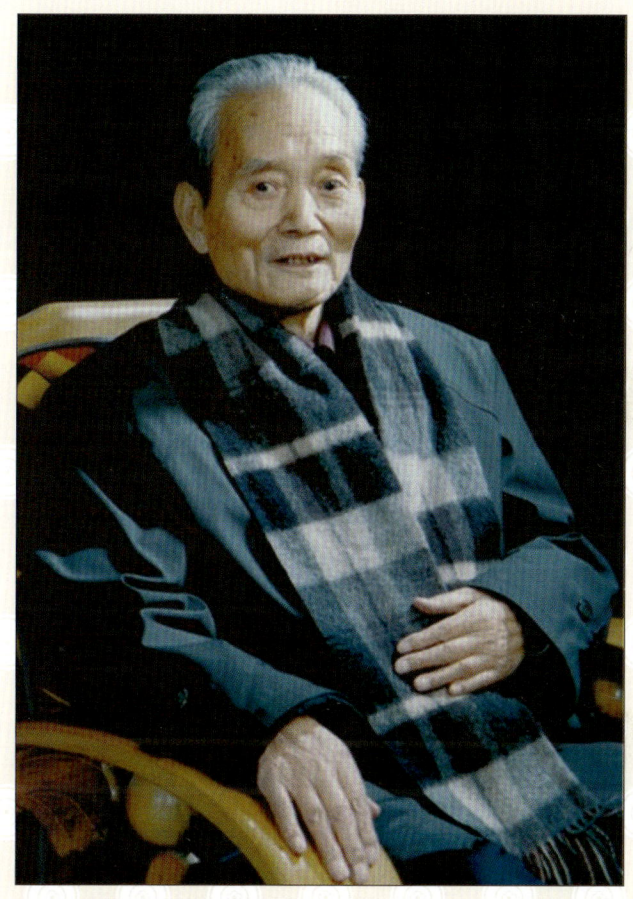

刘俊岑（1920-2009），行医70余年，自创"刘氏圈疗法"、"梅花香灸疗法"，并获国家专利。2000年被聘为亚太地区永久学术顾问。

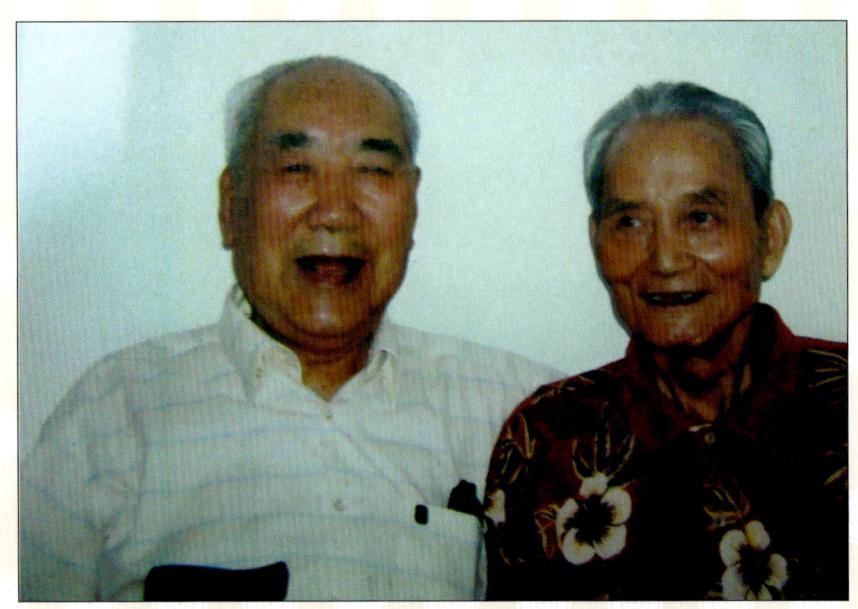

刘俊岑老先生生与国医大师傅正恺合影（左为付正恺先生）

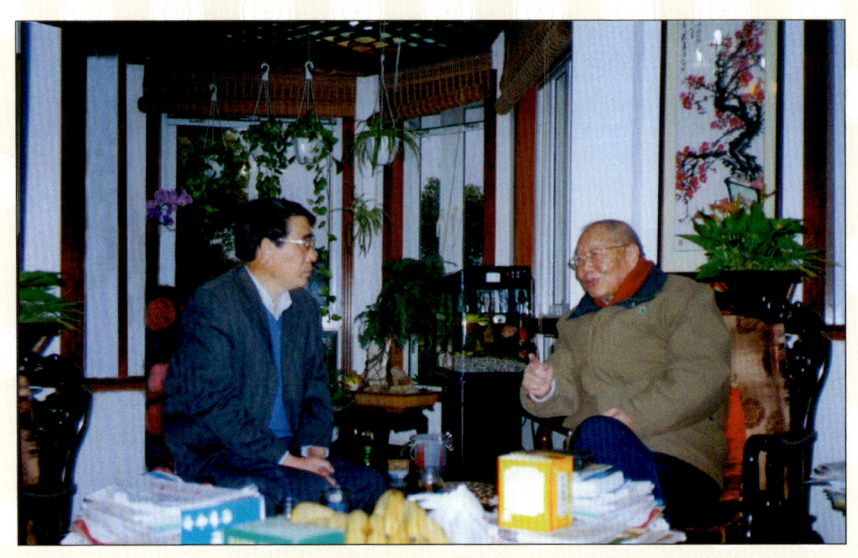

朱良春先生与刘应凯交流刘氏圈疗技法

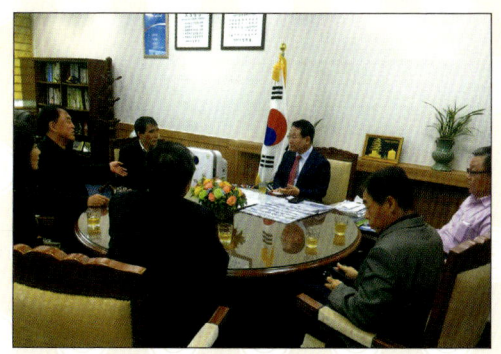

韩国益山市市长接见刘氏圈疗代表

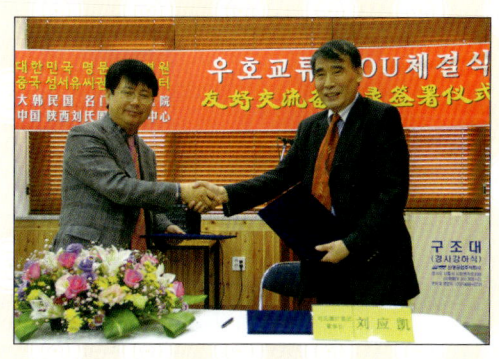

大韩民国名门疗养医院与陕西刘氏圈疗推广中心签署友好合作协议

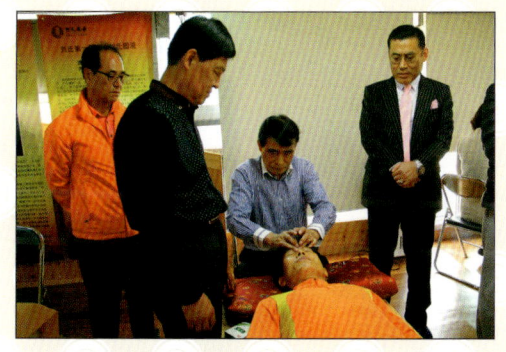

刘应凯为一重症肝硬化患者调治身体

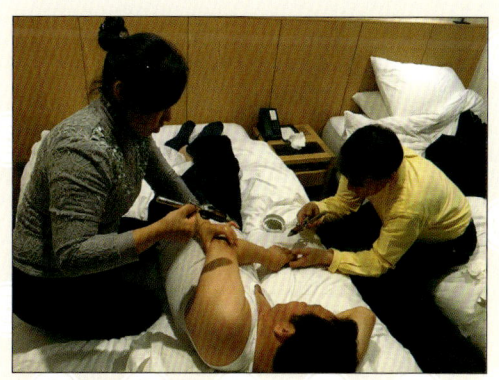

为韩国前总统李明博秘书局总处负责人金世旭先生调治

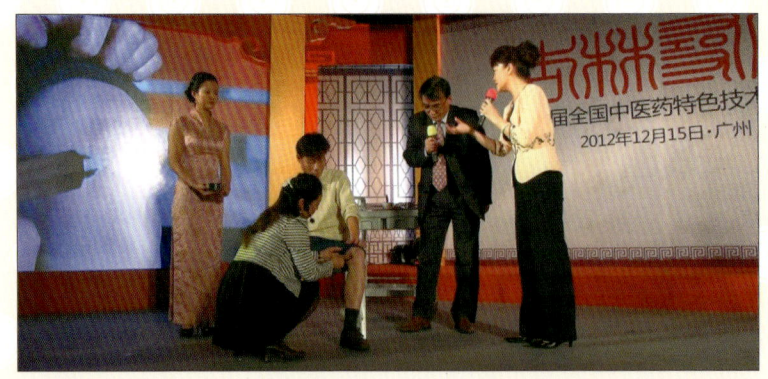

2012年应邀参加中央电视台杏林寻宝中医药特色技术展示会

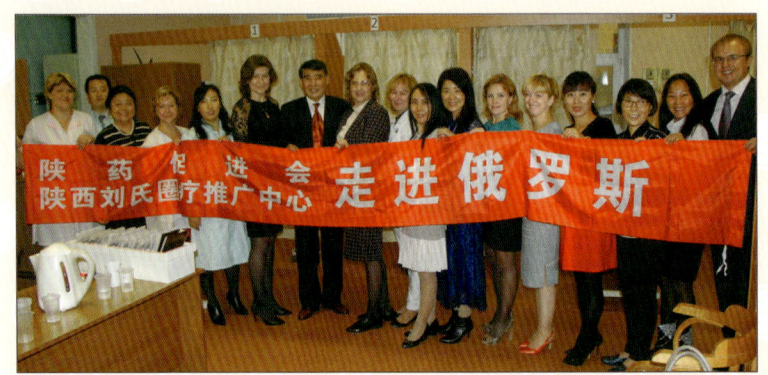

刘氏圈疗走进俄罗斯圣彼得堡

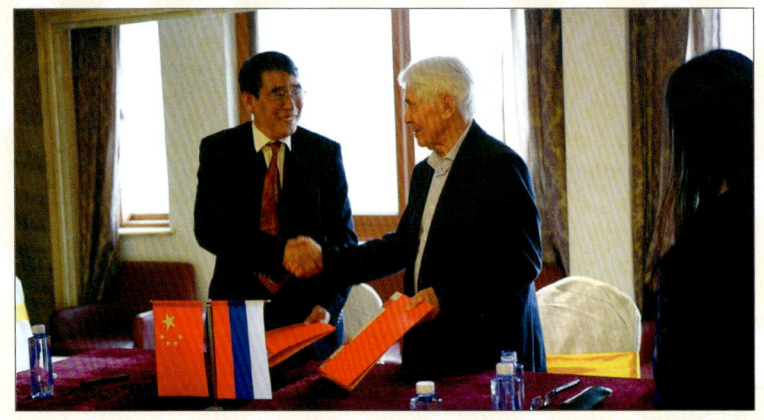

陕西刘氏圈疗推广中心与俄罗斯圣彼得堡丝路公司签署战略合作协议

前　言

一、杏林深处觅神圈

圈疗是什么？

很多年来，不停地有人问，我也不停地想，不停地问自己。

圈疗很复杂，复杂到什么程度呢？这一本书也未必能表述明白。圈疗的发明人，先父刘俊岑用毕生的心血来画这个圈，曾缓解、治愈数以万计的癌症患者，但直到他离世，这个圈还是没能尽善尽美。

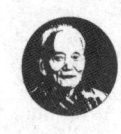

但圈疗要说简单又很简单，简单到一句话就能说个大概：所谓圈疗，就是在患者身上病灶周围用药水画个圈，把病围住，然后施药调治，仅此而已。

用药水在身上画个圈能治病，还是治癌症，你信不信？说实话，在很长的一段时间里我都不信，尽管从年少时就看着父亲日日夜夜在圈里苦苦求索。

这就是父亲在晚年的岁月里，一次次要让我接过刘氏圈疗的大旗，而我一次次犹豫，并再三推诿的原因。

但我心中又常常自问，父亲可谓一代名医，他治疗了很多疑难杂症；经手的病人，从达官贵人到普通百姓，数以万计；他取得的成就和社会荣誉,以及在民间留下的口碑,都达到了一个相当的高度。

那他为什么非要在这个"圈"里耗尽一生的心血?这个"圈"的念头究竟萌生于何时?起源于何因?它的治病原理何在?

若要追根溯源的话,当起源于刘氏祖辈代代相传的一句家训:是药三分毒,非必要时尽量少给病人服药。

父亲出身于中医世家,自幼跟随祖上学习中医,深受祖国传统中医学理论的熏陶,熟读四部经典,总结了金元四大家及明清诸家的诊治经验,分析了唐代以来的内病外治法及中草药药理药性,并对其进行挖掘整理。父亲17岁时就随祖父应诊,积累了丰富的诊疗经验,30多岁时便立志在内病外治的道路上披荆斩棘,拓出一条新路。

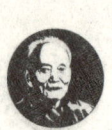

受家训影响,父亲早年就开始思考一个问题:能不能用一种不服药的法子给人治病?我年少时,常常看到父亲手握一支笔,在自己身上某个部位画上一个圈,然后在圈里施涂自己调制的行气、活血、消肿、祛瘀、泄结、软坚、消瘰等功能的药液,一遍遍地试。

父亲曾在日记中写道:"我研制的几种药物和整套疗法的综合效果是止痛作用强,癌魔扩散到哪里,药圈子便追逐围剿到哪里。我不能停,药不能停!无数患者的痛苦呻吟、撕心裂肺的嚎叫,如重锤响鼓击打着我的心灵,耻笑我无能,我心在流泪!在我眼皮底下消逝的一个个死于病魔的亡灵和癌魔那狰狞的面孔常常把我从梦中惊醒,我自觉所欠心债太多,如不能偿还一二,实在有愧于百姓,实在有负于这身白衣!几十年来,我沉在浩如烟海的古籍医典里，天苍苍，夜茫茫，劳心志，苦求索，包围剿，穷追打，伴患者，细观察。一天，我竟异想天开地拿起蘸泡药液的毛笔在病灶部位画上了一个包围圈。后来，这包围圈逐渐发展成内外两个药性矛盾的药圈，是为了防止癌魔扩散……"

可见圈疗法的灵感，源于父亲与癌魔多年的苦苦相斗，内外圈的方法始于他与癌魔长期的周旋。

20世纪60年代初期，父亲经过长时间的反复实践和摸索，改革传统用药和投药方式，用中药液体在体表循经络选穴画圈，终于发明了重在攻克肿瘤和疑难顽症的特色疗法——"中草药药物圈疗新法"，以及梅花消瘤香、消瘤止痛膏、增生膏、腾药等10多种临床新药制备方法。

谈及圈疗法的机理，父亲说："大凡疾病，潜入体内，加之患者长期内困于七情之不逐，病乃作矣。倘若长期用大剂量药物，天长日久有损于内脏，首当其冲莫过于胃、肠、肝、脾。脾胃既衰，救治更难。故医用外治之理，施以外治之药，然而外治之药亦即内治之药耳，医理药性无二也。"

"故在前人用药经验的基础上，筛选数味中药，研拌细匀，用米醋调合成两种药性相格的药液，然后分别用毛刷将药液涂于体表，形如圆圈，内外两圈间隔一指宽，内圈攻伐，外圈包剿，通过一日五遍、十日为一个疗程的圈疗，将药性由表及里渗入人体，由经络传导而达扶正祛邪之效。这种疗法贵在辨证，与点、熏、贴、烙、熨等方法形异神同，虽然用药方式、操作方法和选择体表穴位等方面不一样，但均是由表及里通过经络传导而发挥作用的。"

20世纪70年代初期，父亲开始用圈疗法给人治病。70～80年代，是父亲医术的巅峰时期。我想一方面是圈疗法经过千万次临床试验日趋成熟，一方面是他同时不断在完善圈疗的技术体系及圈液、梅花香、平消康福膏等制剂的制备技术。

在半个多世纪的漫漫岁月里，父亲夙夜匪懈，焚膏继晷，相继发明了梅花消瘤香、消瘤膏、宫颈坐药、红灯照、眼药等8种产品，其中多种药物的制备方法获得了国家专利。同时，父亲在传统的诊疗基础上发明了触诊、红灯照、消瘤香药物寻诊等"七诊"探病法，使潜伏于人体内部的病灶提至皮肤之上，使肉眼可见大小不同形状的病灶。

圈疗法，以正确的诊断，配以对症药物，收获了成千上万个成功的临床案例，开辟了一条内病外治的新途径。

二、圈里乾坤

圈疗法的问世，在医学界引起了一场剧烈振荡。

身受其惠，以身说法者有之；学习推广者有之；质疑、摇头、好奇、否定者也大有人在。是啊，把一些药性相反的药物涂在皮肤上就能治疗癌毒恶瘤，这是何等的奇妙！让人怎能轻易相信？

世人哪里知道，这个画圈治病的方法本就植根于中华岐黄文化的沃土，经先父刘俊岑多年呕心沥血苦苦钻研，才日渐成形的。

父亲在他的《中医癌瘤外治辨证施治论文纲要》中写道："我以望闻问切触五诊之法，察其风湿、寒、痛、痒、麻之质，辨其阴阳寒热虚实之属，按其脏象、经络所归确定治则，配以各类外治法，适当服用少量对症药物以奏其效。而法则神莫变换，上可发五行之奥蕴，下则扶危救难，治法层见叠出而不穷，外治亦如内治者，先求其本也！本何者？明阴阳识脏腑者也。主则护，客则怯，肤则清，骨则坚，肉则丰，筋则荣，横者以折，萎者以振，郁者以宣，乖者以协，乏者以归，停者以逐，满者以泄，牢者以破，滑者以留，阻者以行，逆上者为之降，陷下者为之提，格于中者为之通，越于外者为之敛，险者移而居，越者隔而取，当生者能回，欲绝者可接。不以贱而忽，不以秽而弃，越其痼而作其新，培其虚而还其元。外治疗法中有关脏腑治疗，则病因辨证理法方药，均与内治相通也。治病求本，扶正抑邪，调理气血，平秘阴阳，升降清浊。"

父亲在回答一些中医同行的信中说道："癌瘤既已涉及脏器，治疗确非易事。我用对症中草药物配伍成膏剂、酊剂、粉剂，贴敷于病灶周围大面积皮肤之间，干了再涂，涂了令干，反复涂抹5遍，使肌肤充分吸收药液，让中药成分进入患者体内，起到治疗作用。患者经圈疗后，体内毒素、浊气必下降，经二便排出之际，会有部分隐迹于肾盂、膀胱、前列腺、尿路之中。故凡圈疗1~2次，患者玉茎、阴门及睾丸等处多有发痒、肿胀、破溃、糜烂等湿疹症状，有的甚至化脓出血，但一经局部应用清热解表之中草药煮水清洗数次即痊愈无恙矣！"

北京新华医院王东兴院长在读了父亲关于圈疗的系列论文并现场观摩了父亲诊治病人的过程之后，兴奋地说："圈疗新法仅止痛这一项就应该引起国内外医学界高度重视。如果临床效果好，将来我们医院全面推行圈疗。"

陕西省卫生厅厅长李径伦现场观摩了父亲治病的过程,看了很多病人的变化之后,情绪激动地说道:"刘俊岑老先生的圈疗法一旦公诸于世,其影响将是世界性的。"

中国癌症研究会国际部副主任樊玉堂教授说:"刘氏圈疗针对的止痛、癌症,每一个都是医学上的大课题。这个疗法一旦得到国内外医学界的认同,那就不仅仅是刘老的光荣,也是中华民族的光荣,应该尽快把圈疗纳入癌症治疗专家公认的检测手段。"

父亲说:"我与癌魔斗争一辈子了,我最大的愿望就是将此疗法贡献于社会。圈疗诞生于华夏,就应该让它造福于中华民族。"

父亲的床下堆积着上千封患者来信,除了病情好转和病愈者的感谢信外,还有很多是患者讲治疗返家后身体变化情况的。每次翻阅这些信件,父亲总是夜不能寐,有时长吁短叹,有时凝神思索,有时索性在自己身上画起圈来。

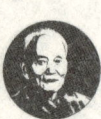

面对前来采访的记者,父亲毫无隐瞒地说:"圈疗不是万能的,圈疗中的很多技法和用药手段还在探索完善之中。"

父亲在日记中沉痛地写道:"临床数十年,治疗中事与愿违者层出不穷。如有的患者用药后出现危象——休克,有的大面积糜烂,有的溃疡成疮、奇痒难忍,有的癌瘤破溃久不收口。凡此种种,十分棘手,每逢此情,我心如刀割,为医者不能解人苦痛是最大的苦恼,最大的失败。"

直到20世纪80年代初期,一个比较完整的圈疗体系终于形成,其主治肺癌、鼻咽癌、直肠癌、宫颈癌、喉癌和舌根癌、胃癌、脑瘤等，对晚期癌症止痛有特效，中医学术界对圈疗给予高度评价，陕西电视台、陕西日报、台湾民生报、香港大公报等媒体相继报道。

三、立足本土，走向世界

1989年冬天，父亲又开始打点他的行装，带了很多中药去远行出诊了。随他同行的有两个助手，还有我这个中药师。那时，父亲已近古稀之年，作为长子的我实在不放心他这把年纪了还风里雨里奔波，便追随同行，一方面照顾他的生活，一方面协助他行诊。

说实话，对父亲外出行诊我是有看法的。我不解，陕西本土的病人都看不过来，他为什么要一次次远行到外地行医？在三秦大地上，父亲已经是个颇有名望的中医了，为什么年年都要到外地奔波，把自己搞得像个卖膏药的江湖郎中似的。而且人家江湖郎中为的是挣个钵满盆满，可父亲带着一班人起早睡晚、顶风霜冒雨雪辛苦自不待言，最后，常常连住店吃饭的钱都挣不够。

记得1987年去北京行诊时，落脚地在北京劳动人民文化宫旁的一家小中医院，当地医院还算是支持，给腾出一间诊室，但那毕竟是寄人篱下呀！小小的诊室，时常被挤得水泄不通，窄小的走廊里也挤满了人。汹涌而来的求诊者势必影响到别的诊室，影响到医院的正常秩序。父亲像是自己做了什么难为情的事情一样，对人家医院的大夫一一解释："对不起，对不起，病人老远来一趟不容易，让大家受连累了。"诊室前人头攒动，父亲安之若素，对助手说："能进来的都让进来吧，只要不把诊台挤倒就行。"

随后几天，上门求医的人越来越多了，大多是来自远郊农村和河北乡下的农村人。尽管把收费标准定得很低，但一些农村来的患者还是付不起，父亲不在意，带钱少的少给，没钱的就免费。同行的助手急了，对父亲说，要是这样下去，咱们连住店的钱都没有啦！父亲笑道："不怕，咱带的有。"

赔本赚吆喝，父亲，这到底是图个啥呀！

1989年北京的冬天很冷，由于人多，诊室门窗都开着，透骨风快把人冻僵了。父亲一个接一个地给病人诊治，从清晨直到傍晚，一天接一天。这个冬天，父亲在北京西城区护国寺中医院门诊40天，就诊人数达8000多人次。一时间，一些患疑难杂症久治不愈的患者纷至沓来，京城形成圈疗热。

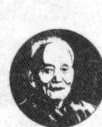

然而，突然一纸通知送达：刘氏圈疗诊治立刻停止。

可以想象，京城医界高手如云，突然冒出来一个外地人用什么圈疗治病，居然还轰动一方，一些高高在上的人怎能容忍这样的现象呢？我们收拾行李，准备打道回府。排队等着就诊的病人和住在附近的患者不干了，他们聚集在父亲身旁，一遍遍地挽留，还有几十名患者当场联名写呼吁书，要求卫生部有关领导重视圈疗法。一位叫黄长荣的患者，痛哭流涕地说："我三年顽疾，痛苦不堪，求治无门，刘医生仅仅给我治了三天就止住了疼痛。这样的医生上哪儿去找？这样的医生不信我们信什么样的医生？"

这是父亲最后一次在北京行医，这一年他已经69岁了。

1990年夏天，陕北老区年愈花甲的老人呼延卿病危，数家医院诊断结果有的说是胃癌，有的说是肝癌，但口径一致：已无救治可能。求生无望的呼延卿被其家属抬到父亲家中，父亲诊断结果却认定是膀胱肿大而已。圈疗3天后，呼延卿下身部位像海绵一样突肿，人皆大惊，父亲却喜形于色，说道："这下可好，你的病邪发出来了。"圈疗20天后，呼延卿气色好转，能吃饭行走。来时，其家属已给延安家里发了电报，准备了棺材和寿衣。两个月后，呼延卿与家人一同回到家乡，一时间传为奇谈。

有一位叫白宝须的患者，患蝶窦肿瘤被国内30多家医院定为不治之症，只等一死的白宝须前来到进行圈疗，父亲在他剃光的头上用药一个多月，1990年8月拍CT显示，肿瘤消除，一切正常。

还有北京清河制呢厂退休工人王桂萍的甲状腺癌、陕西省宜县农民呼梅英的宫颈癌、陕西省兴平化工技校职工高玉琴的乳腺肿瘤均被治愈，类似这样的病例举不胜举。

"神圈刘"的呼声渐渐高涨，1990年9月，父亲应邀参加了中国首届中医药文化博览会，向国际医学界展示了神奇的圈疗。

1996年，香港国际中西医结合学术交流会给父亲颁发了"国际名医证"；1997年，香港世界发明家商会颁给父亲"理事证"；1997年，美国商报刊登《"中国神圈刘"圈疗概论》一文被美国东方医学院第一届学术研讨会选中录用并评为一等奖，定为特邀代表大会专题发言，并聘父亲为评委委员；1998年，父亲获得第二届爱迪生世界发明博览会国际最高金奖；1999年4月，父亲被聘为国际中华名医协会会员；2000年7月18日，香港国际中医研究会聘父亲为"亚太地区永久学术顾问"；2000年，父亲被全球华人专家名人远程交流协作中心编入大型国际交流经典《世界华人英才录》，同时，一些国际名医杂志也相继刊登圈疗概述论文；2000年8月，父亲的事迹被编入《共和国专家大典》,同时被载入大型文献《优秀共产党员成就博览》。

鲜花和荣誉,伴着成功纷至沓来,诊室和家里挂满了写着"华佗再世"之类的锦旗、匾牌。但,这些东西丝毫没有使父亲陶醉,父亲对我说:"知父莫如子,这么多年你是懂我的。我不图钱不图名,但我要让人们知道这个圈疗在华夏大地上是唯一的,虽前无古人的,但不能后无来者,我要让更多的人知道它,要让更多的人学会用它,让更多的人被圈疗医好,这才是一个中医世家最大的荣耀、最高的境界!"

四、圈疗需要传承和发展

20世纪末的一天,父亲把我叫到他的书房。见父亲站在书案边,我忙给他铺好纸张,磨墨润笔。父亲年少即临池,一手颜体颇有功力,但常年忙于行诊治病,少有时间在书案前停留,这会儿怎会雅兴突至,要挥毫泼墨了呢?该不是又要提及让我传承刘氏圈疗的事情?

说实在的,我打心眼里不愿看到父亲这般遭罪,这个魔鬼般的怪圈圈住了父亲的一生。更不敢想,自己还要步父亲之后尘,再跳进圈里,终生不能自拔。因而,每当父亲提起让我接掌圈疗传承一事,我就想法推脱岔开话题。

父亲深思良久,落笔写下两个大字"孝子",然后转身落座椅中。这两个字似乎用尽了他的气力,他微闭着眼睛,自言自语般地对我说道:"一天天,一年年,患者成年累月围着我转,我围着癌

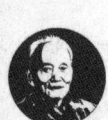

魔转，几十年啦，从未停歇，就连腊月、正月里，四面八方的病人也会追到家里来。病人追我，我追病魔，我一直在跑，在追，我累了，80岁的人终究是力不从心啦！"

我久久看着父亲刚刚写下的那两个墨迹未干的大字"孝子"，是指责我迟迟不肯接过圈疗大旗吗？是指责我不孝吗？显然不仅仅是这个意思。如果说在以前的很多年里，我对圈疗不信不爱不愿传承，可是，经过父亲苦口婆心地劝导，经过几十年自己亲身目睹圈疗的神奇，经过与成千上万的患者接触，我已经对圈疗深信不疑，已经全身心投入圈疗事业的继承和发展。那么，这个重若千钧的"孝子"又是什么意思呢？看着满头银发、憔悴疲倦的父亲，看着挂满四壁的全国各地患者寄来的匾牌锦旗，看着中堂之上父亲亲手写的"医者仁心"四个大字，我猛然间醒悟：父亲是说要让我做圈疗的孝子，要做患者的孝子，要做人民大众的孝子，这，正是刘氏圈疗的精髓啊！

泪水进涌而出，我跪在父亲膝前，接过那张墨迹未干的大字。

这是1999年。

这一年我接过了刘氏圈疗大旗，正式成为刘氏圈疗传人。2001年，新世纪之初，我创办了刘氏圈疗推广中心，走上了推广发扬刘氏圈疗的漫漫长路。

2004年，我倾其所有建设了西北地区最大的中药饮片厂——陕西凯兴中药饮片有限公司，当年一次性验收合格，核发了生产许可证（陕Y20050001号）。2005年6月23日～24日，省局组织顶级认证专家进行了GMP观摩式认证，陕西凯兴中药饮片有限公司成为西北地区首家通过 GMP 认证的中药饮片企业。

传承之路是极其艰辛的，来自于各方面的压力一度使我几近崩溃，是家传的圈疗系列组合疗法从肉身到灵魂挽救了我，给了我力量，使我更深切地感受到了圈疗的珍贵之处，更加迫切地想要把它传承好。

父亲一生不计名利，行诊时常常分文不取，他仙逝时没有遗产留给家人，只留下圈疗法这个无价之宝。刘氏圈疗推广中心成立十几年来可说是举步维艰，公司至今还在兴庆公园北墙边的一幢写字楼上租用的几间办公室里开展工作。我对我的团队成员们时时有一种愧意，我没能为他们创造好的工作条件，没能给他们带来发财致富的机会，因为我眼里只有病理，没有商机。

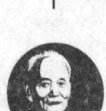

圈疗的传承，不是简单的沿袭，必须与时俱进，必须不断完善。一年四季，一天二十四时，我的脑海总翻腾着圈疗的机理、功效，与人体经络气血的辨证关系以及延伸的组合疗法、配伍疗法的原理等等。我昼夜思索，常常夜半时分爬起来记下所感所思，有时直到东方破晓——本书就是这样一点一点积累起来的。

既然接过了圈疗这面大旗，我就不能让旗帜倒下。当我全身心地投入到圈疗的继承推广事业中，才真正感受到了圈疗的巨大魅力，感悟到了刘氏圈疗的灵魂——"传承弘扬，医者仁心，孝济苍生"！为了让刘氏圈疗走得更久更远，15 年来，我带领团队走遍大江南北，在吉林、辽宁、内蒙古、山东、新疆、河南、福建等地指导建立刘氏圈疗理疗中心，在广州、甘肃、内蒙等地开展"和谐爱，幸福家"社会公益活动，在韩国也建立了养生馆。2006 年实施了新的加盟连锁方案，降低了门槛，使更多的人加入到圈疗事业中，为全国各地培养输送圈疗技师 3000 多人，并无私地协助北京、山东、深圳等各地建立了圈疗加盟中心，为贫困地区免费送药传技，使刘氏圈疗在全国各地生根开花，挽回了数以万计的生命，成就了数万家庭的幸福。刘氏家传的梅花香、妇宝宁、腾宝等系列产品也随着推广走进了千家万户，让众多胃癌、肝癌、肺癌患者摆脱了病痛的折磨。

作为刘氏圈疗新一代传人，我的使命是进一步完善和推广圈疗技法，使其走进千家万户，惠及天下苍生。

如果说先父被人们称为"神圈刘"、"癌瘤克星"，是因为他在攻克癌瘤方面取得卓越的成就，那么，今天的刘氏圈疗则顺应了当前社会大健康思潮，重在研究调理养生方面的功效。我在先父创造发明的圈疗法和梅花香灸的基础上，根据现代疾病谱和人们的养生观念的转变，推出了调理体质、改善亚健康状态的系列外治疗法——"三步调理、五步治疗"。使刘氏圈疗紧紧跟上时代的步伐。

五、圈疗的前景

圈疗的前景是什么？

上工治未病。

中医很早就有"治未病"的说法："上医医未病之病，中医治欲病之病，下医医已病之病。"可以说，古代的"未病"，就是现代的亚健康状态。世界卫生组织经过调查，健康人仅占人群总数的 5%，被确诊患有各种疾病的，占人群总数的 20%，处于健康与疾病之间的亚健康状态约占人群总数的75%，我国亚健康人群则约达9.75亿。

面对如此庞大的亚健康人群，我们与时俱进，总结出了刘氏圈疗系列配伍组合的调理养生疗法，即揉术养护＋圈疗＋香灸＋膏药。此疗法将外来的正气能量（药物效应及温热灸等）通过穴位刺激，实现激活细胞再生达到祛寒除湿、排毒利水、促代谢、平衡阴阳的效果。

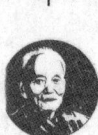

经络决生死，气血通则百病消。经络出问题是百病之源，只有解除经络瘀滞，方能气血畅通。近年来，我结合自己生理症状和自身病理生成过程，用刘氏圈疗系列疗法首先在自己身上进行调理治疗验证。人到中老年常出现的病如骨关节疼痛、肩周炎、腰椎突出、膝关节疼痛、高血压、脂肪肝等常见病在我身上几乎都出现过，我亲身经历了各种病的治疗过程，并总结和验证了治疗效果，可以说，我现在推广的三步调理、五步治疗系列调理治疗法每一个步骤、每一个细节都是在我身上验证过的。

刘氏圈疗系列配伍组合外治法在亚健康调理方面根据不同体质人群，通过对其经脉、筋骨疏松调理，再辅以刘氏5个明星产品（刘氏圈液、刘氏梅花香、妇宝宁、平消康福膏、腾宝）配伍组合，起到补益气血、调整阴阳、活血通络、调理体质、增强人体免疫力的作用。对常见的慢性疾病如关节痛、肩周炎、腰椎间盘突出、高血压、脂肪肝等都有相当好的效果。

国医大师朱良春、张学文等都对这一疗法给予了很高的评价，陕西省中医界名流施文海教授、杨振教授等十几位老教授也纷纷给予高度评价，陕西省科技厅特批刘氏圈疗为"国家民间中医药抢救项目"，中央电视台《杏林寻宝》栏目特别为刘氏圈疗制作播出专栏节目。

一个个家传，合起来就是国传；就像一条条小溪，汇集起来就是中华岐黄的汪洋大海。再有价值的家传只有广泛用于保卫人民大众健康时才有意义。刘氏圈疗的价值是创造了一种新的方法，为治疗慢性病、疑难杂症提供了一条新的途径。只有当这个新方法、新途径广泛应用于全社会，造福于百姓，刘氏圈疗的意义才能得到体现。

当前，国家正在大力挖掘和弘扬中医药和民间医术。作为刘氏圈疗的传承者，我有责任把刘氏圈疗这一浸透了几代人心血的中华岐黄瑰宝发扬光大，让它更好地服务于大众，造福于大众。刘氏圈疗是一种简单、方便、实用的调理、治疗方式，我把家传的圈疗核心技术毫无保留地写在本书里，让大家学会用圈疗的方法自我养生，自我调理，自我医治，让刘氏圈疗为推动社会大健康事业发展贡献一点力量，以此告慰先父在天之灵，吾愿足矣！

希望刘氏圈疗能造福千家万户，惠及天下苍生！

刘应凯
2016 年 7 月

目　　录

第一章　刘氏圈疗 …………………………………………（1）
第一节　圈疗与肿瘤 …………………………………（1）
第二节　圈疗与疑难杂症 ……………………………（10）

第二章　刘氏梅花香灸疗法 ………………………………（19）
第一节　香灸的理疗思想 ……………………………（19）
第二节　香灸与疑难杂症 ……………………………（26）
第三节　香灸善理气排毒 ……………………………（30）

第三章　合术治疗疑难杂症 ………………………………（39）
第一节　配伍组合，多管齐下 ………………………（39）
第二节　三步调理，五步治疗 ………………………（43）
第三节　"调、活、促、除"四字经 ………………（46）

第四章　刘氏圈疗养生新法 ………………………………（52）
第一节　崇尚大自然——养生之道 …………………（52）
第二节　培浩然之气——养生之本 …………………（58）
第三节　一通百病消——养生之术 …………………（64）
第四节　养生一本经——修行在个人 ………………（66）
第五节　未病先防，已病防变 ………………………（76）
第六节　在调理中养生 ………………………………（81）

第七节　日常生活中的养生经 …………………………… (83)

第八节　三分治，七分养 ………………………………… (85)

第五章　刘氏特色调理 ……………………………………… (87)

第一节　妇科病调理 ……………………………………… (87)

第二节　揉术、按摩调理 ………………………………… (103)

第三节　贴膏调理 ………………………………………… (110)

第四节　腾宝、香灸组合调理 …………………………… (118)

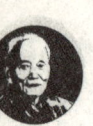

第一章 刘氏圈疗

第一节 圈疗与肿瘤

1

刘氏圈疗是由先父刘俊岑创造发明的一种中医药外治的新方法。

先父刘俊岑是中医世家刘氏家族第五代传人,他依据内病外治的基本原则,依据刘氏家族丰富的家传绝学,结合古今医家的有关论述,在辨证施治理论指导下,不断改革传统用药和投药方式,用中药液体在体表循经络选穴画圈,总结出了五圈涂药法:一围二聚三截四剿五灭,层层包围,一举歼灭,求得速治。

在中医外科"箍"法的思想基础上,先父把圈疗提升到一个新的理论高度,并把它划分为三个层次:外层固护正气,中间对症治疗,最内排除邪气,最终达到扶正祛邪、行气活血、祛寒止痛、化瘀消肿的作用。

这个画圈治病的"圈疗",植根于中华岐黄文化的沃土,寄托着刘氏几代人的夙愿,经先父刘俊岑多年呕心沥血苦苦钻研,经千万次临床试验,才日臻完善,成为中医药外治的一个创新方法。

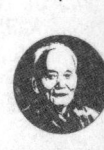

2

20世纪80年代初,经患者口口相传,圈疗新法广为人知,全国各地的患者奔着"神圈"刘蜂拥而来。一时间,父亲供职的中医院门前人来人往,门庭若市,在医疗界引起一场不小的振荡。

父亲白天黑夜忙于诊治病人,既无暇陶醉于鲜花和赞美,也不因质疑和否定而动摇继续研究圈疗新法的信心。那些年里,父亲究竟诊治过多少病人?据父亲供职的中医院记载,仅他退休之前就治疗病人3万余人;退休后的20多年里,他还在夜以继日地为患者诊疗,那又该是怎样一个庞大的数字呢?

父亲在世时,诊室和家里大厅四壁挂满了锦旗、牌遍、镜框一类的物件。这是全国各地的患者送来的,有的制作精湛,有的简陋朴素,每一面锦旗、每一块镜框,都有一个厚重而真实感人的故事。

一面锦旗写着"圈术绝妙"四个字,这是鼻咽癌患者王某某亲自送来的。他是辽宁抚顺煤矿工人,患鼻咽癌后四处投医,各大医院都因无法开刀判为不治之症。后来友谊医院收治,只能做放疗,持续了一个多月,皮肤都烤焦了,肿瘤却未见好转,进食越来越困难。1988年,经父亲圈疗近半年时间,核桃大的肿瘤消失了,呼吸、进食都恢复了正常,王某某回到工作岗位。

写着"圈术神奇"四个字的另一面锦旗记录着来海峡彼岸的故事:一位台湾脑瘤患者,已经被台湾大医院及有名的医师诊断为不治之症,因神经受压迫,左眼突出,鼻歪嘴斜,几乎不能活动。圈疗20天后,眼清目明，鼻正嘴端，且行走自如。返台后引起一股台湾人过海峡求圈疗的风潮。

写着"神医"二字的镜框，是北京日化四厂职工王女士于1989年题赠的。王女士患脊椎隐性暴发瘤，下肢软瘫痪，患者痛苦不堪。身在北京，应该说有最好的医疗条件了，但王女士跑遍了大小医院，都无可奈何。有的大夫一看病历就说："这病我们看不了！"有的则说先要做"腰穿刺、抽骨髓"才能确诊。王女士一个病身子实在不敢再经受这么大的折腾。恰在此时，听到有个"神圈刘"在北京行诊，抱着试试看的心理来做了圈疗。她万万没想到，经过一个多月的圈疗，竟然恢复了健康！

"我是刘氏圈疗的活标本！"这是北京清河毛纺厂退休女工王女士康复后逢人就讲的一句话。王女士是淋巴髓癌患者，1988年北大医院一位教授在为学生讲课时曾把王女士的病历作为典型罕见疑难病例分析，说王女士这种病在美国也只有百分之一的治愈率。时年54岁的王女士在半年内做了两次大手术，骨瘦如柴，体弱不堪，对自己的康复已不抱一点希望。一个偶然的机会，她接受了刘氏圈疗治疗，几个疗程下来，奇迹出现了，王女士的淋巴髓癌竟然好转！一度直不起腰连说话的力气都没有的王女士变得开朗活泼，乐呵呵地逢人就说："是刘老把我从火葬厂拉了回来！圈疗太神了，谁要不信，我就是刘氏圈疗的活标本，随时可以鉴定！"

延安地区云岩镇现役军人杜某某，1988年冬患腰腿疼，在镇、地区医院按风湿进行治疗均无效，1990年病情恶化卧床不起，送进县医

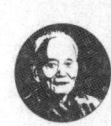

第一章 刘氏圈疗

院治疗三个月仍无好转。1991年4月抱着试试看的心情来试试刘氏圈疗。我父亲诊断其为"腰部双发性瘤"，在几个月的治疗后，过去腰部出现的多发性瘤（最大的长1.8厘米，宽0.9厘米）基本治愈，腰腿恢复如常。

时年36岁的王某某在感谢信中说：我十几年来常感到头晕，恶心，不想吃饭，浑身无力，脸上发黄，经常突然觉得心里发麻，身子发软，如不赶快躺下就会晕倒。进食困难，夏天时每天分几次也只能总共吃下一两食物。1991年4月我在刘老门下诊治，经4个疗程的治疗，体重增加了，精力充沛了，脸色也红润了，可以说除了体格还是显得瘦小以外，所有的不适都消失了。感谢刘老神奇的圈疗术使我恢复了健康，增强了生活下去的信心，感谢刘老那想病人之所想、急病人所急的高尚医德。

在父亲保存的资料中有数千封这样的感谢信，还有许多记载详细的病症案例，有脑瘤手术后遗症、宫颈癌、直肠癌、肝外肿瘤、胃癌、黑色素瘤、甲状腺癌、食道癌等。父亲详细记录下诊治过程的变化，成功的经验以及不足之处，不断研究总结，力求使圈疗法更趋完善。直到80多岁时，父亲依然在探索、改进圈疗技法。正如他老人家说的："为中华医学捐垂暮之躯，是余本愿。"

3

对于肿瘤的产生和癌变的过程，先父是这样描述的："血聚成瘤谓之痞，痞老开花谓之癌。

肿瘤是怎么产生的呢？肿瘤是一类细胞疾病，其基本特征是细胞的异常生长。由于每个肿瘤都起源于单一细胞，所以肿瘤细胞的恶性行为是通过细胞增殖传递给子代细胞的，这表明肿瘤是涉及遗传物质（DNA）结构和功能改变的疾病，肿瘤的发生与形成肿瘤的那些细胞的DNA损伤密切相关。从肿瘤的基本特征及其定义出发，任何引起DNA损伤并最后导致细胞异常生长和异常分化的物质，都是潜在的致癌因素。"

为何肿瘤会有良性和恶性之分呢？主要是肿瘤的基因不同，另外也与个人的性格、生活环境、生活习惯、饮食等各方面因素有关，导致肿瘤在生长过程中形成变异。变异的原因需要深入研究，因为每个人的体质情况差异很大，但有一点可以肯定，气血是变化的根本，主要原因是气血运行不畅致气血瘀堵堆积而形成。中医认为，一般阴性体质生成肿瘤概率较大，阳性体质就很少，长期体质弱、体质寒者出现肿瘤的概率更大。

所以调理治疗肿瘤和一切慢性病，首先要考虑的是体质状况、体质变化和形成原因。我在使用配伍组合系列外治法调治疾病过程中发现，一经找到了气血变化的原因，治疗便能起到立竿见影的效果，症状明显缓解和改善，从而有效遏制肿瘤的发展。

说到肿瘤，还有一个重要的话题要讲：疼痛。

坦率地讲，当癌症发展到不可逆转、无力回天的时候，医生所能做的只有一点：缓解疼痛。大多数癌症患者在后期都承受着巨大的疼痛，甚至不少患者是疼死的。这个时候，缓解、消除疼痛就是最关键的事情了。

在缓解疼痛方面，中医、西医有所不同。西医能够快速解决疼痛，而这往往是"急则治其表",病根病源并没有得到处理。比如,癌症病人使用杜冷丁,能够快速地起到镇痛安定的作用,但几小时过后便失去作用,还会出现头痛、眩晕、惊厥、心动过速、幻觉、血压下降、呼吸抑制等副作用。而中医是从整体考虑,从根源着手,若是由五脏器官引起的,就要让其从根部提出来,通过调治病灶本身而达到减轻疼痛的目的。

先父在日记中写道:"我研制的几种药物和整套疗法的综合效果是止痛作用强,癌魔扩散到哪里,药圈子便追逐围剿到哪里。我不能停,药不能停!"正是基于这样的目的,他在发明和完善刘氏圈疗的过程中,对于如何处理解决癌症病人前期、中期、晚期疼痛问题进行了长期探索和深入研究,总结出了一整套系列组合疗法,通过画圈、香灸、贴膏,内外双修,先从表皮反映发现体内的病症根源,而后采用温热灸法、软坚散结、祛风散寒、除湿解瘀,这样才能从根源减轻或消除疼痛。

1991年,著名作家路遥经朋友介绍来到刘氏圈疗调理中心调理治疗。当时,路遥先生病情已经比较严重,患肝炎、肝硬化,且伴腹水,他自己描述主要是困乏、腹胀、便秘、疼痛。路遥的病根是家族遗传,但病情恶化之快显然是因拼命写作劳累过度,加之生活规律紊乱,抽烟多,一日三餐不定时等因素造成。路遥当时的疼痛表现主要是刺痛。辨证属外邪侵入肌体,病邪交争于肝脏,血运不畅,瘀阻经脉。我们先以画圈调理治疗,围病剿病,然后用香灸系列调治法化瘀散结。针对其病证,主要以清热止痛和行气止痛法,疏肝解郁,理气止痛。

在我们理疗中心调理治疗一个多月后，路遥先生因忙于文学创作，又回到工作岗位并四处奔波体验生活。第二年病情急剧恶化，回到延安治疗，病危后转到西安的大医院治疗，终因病情恶化，于1992年11月17日去世。消息传来，我父亲和我都深深为之痛心，一个正当年华的文坛巨匠英年早逝，令人挽惜。想起我们给路遥调理治疗期间，每当治疗后疼痛得到缓解时，他总是习惯地长出一口气，用他的陕北腔调轻轻说道：舒服，舒服。有时在灸疗过程中，他因疼痛消减，竟沉沉睡去。想起这一幕幕，心中略有欣慰之感，在这位大作家生命的最后关头，刘氏圈疗给了他片刻的安宁。

2001～2004年，我父亲和大姐刘淑端曾持续为医学泰斗付正凯先生调理身体长达3年。在调理过程中，付先生对刘氏圈疗的治疗思想很感兴趣。治疗若干次后，付先生身体状况有明显改善，并对圈疗法提出了很多建设性的意见。就这样，父亲一方面为付先生调理身体，一方面听取、学习老先生对于中医药外治的见解。老先生学识渊博，深谙岐黄之道，在与老先生相处的时间里，我父亲和大姐受益匪浅。尤其是他对刘氏圈疗调理治疗思想体系的肯定，给了我们极大的鼓舞。分别时，老先生亲自修书一封，并拍下自己圈疗的照片交给父亲，说刘氏圈疗外治法是个很好的发明，我要为刘氏圈疗做做宣传，希望它能发扬光大。

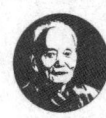

中医大师朱良春先生，与先父是至交，常常与先父畅论岐黄之道，对刘氏圈疗关心备至，提出了很多良善之策。我担当刘氏圈疗的传承人之后，朱老还亲自约我到府上指点传承事宜，并嘱咐我：刘氏圈疗是个了不起的发明，是民间传统技法之翘楚，一定要传承、

推广好，为中医药事业的发展发挥作用。听说我在撰写刘氏圈疗一书，朱良春先生十分关心，当即说道："你的书写成后，我给你作序！"如今，拙作已付梓，先生却已仙逝。每每捧卷，不由追思先生风范，遗憾之至。

4

癌症的形成扩散是由于体内长期的瘀结造成细胞部分病变以后，引起坏死细胞、腐烂物、浊气等垃圾毒素向外扩散，进入到血液里面，导致正常细胞发生恶变，最后危及生命。而刘氏圈疗的特点是在癌变未扩散之前进行软坚散结，进而实现对瘀滞、肿瘤等的消散，最后达到治疗效果。因为我们的配伍组合对各种单项功效进行了叠加，能快速持续有效地修复、改善坏死细胞的组织结构，对癌症的治疗效果在各种外治法中遥遥领先，成为标杆。

2015年底，我们理疗中心收治了一位乳腺癌患者，已经历了5个疗程的治疗，其变化和好转过程对刘氏圈疗的治疗思想体系是一个最好的佐证。

庞女士，45岁，患乳腺癌多年，3年前右乳切除。2015年下半年出现原位复发及转移，双肺、颈侧淋巴结肿大，左胸壁、左胁下多处见结节，到医院求治，被告以癌扩散无救。

12月23日，患者在其夫陪同下来到刘氏圈疗理疗中心。经检查，左乳房上方有肿块，呈现出淋巴扩散性结节，也就是人们常说的癌扩散。

看到夫妻二人情绪低落,我坦言相陈:没有哪个医生敢说他能治好癌症的扩散,但刘氏圈疗能减轻病痛、缓解症状。患者若能抱着坚定、积极的态度配合治疗,必能收到更好的效果。

根据其症状,我在第一个疗程里采用了三步调理法,先做按摩,香灸至阳、肺俞、大椎、乳房,贴膏乳房、脊柱一条线、臀部、小腿、肝、胆、脾胃。此法调理至第四天,患者明显感觉疼痛减轻,淋巴结变小,乳房肿块变软,水泡溃烂。调理至第八天时,香灸至阳区域,前胸乳房左侧、颈淋巴结节处、乳头、承浆、印堂;膏贴乳房、肝胆、脾胃、颈结节处、整个脊柱、臀部、小腿、脚踝。

第一疗程的后几次调理大致相同,效果明显:缓解了疼痛,减缓了淋巴结扩散,患者整体状况明显好转。接下来的几个疗程,我们向着病证之本进行全面、深入的调理。

第二疗程着重用圈疗法画圈进行寻病排毒,这个过程将对第一阶段的好转现象进行颠覆性的改变,症状出现逆转。表面看,第一阶段出现的好转现象尽失,身上出红疹,疼痛加剧,局部皮肤会出现溃烂。画圈至第三天时,患者脖子发红,胳膊起红疹,委中起红疹、溃烂;第四天,脖颈部褪皮,双耳褪皮,脚底有凉气排出,全身发冷。我告诉患者,这些现象要持续一段时间。

第三疗程以画小圈为主,第八天后画大圈。画圈时大便呈黑色,香灸时大便呈金黄色。此阶段大小便畅通,皮肤颜色得以修复。

第五疗程是巩固期。前七天画小圈,香灸,灸到至阳处时,感觉热传力很强。后腰发痒,灸至阳、双肩胛部位、命门、长强、腋窝下有排湿现象,其他部位灸时发痒,按摩全身,精气神均好,整个身体皮肤变得细腻、有光泽,溃烂处得以修复,左乳房肿块消失,伤疤处

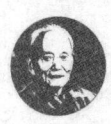

结节变小，颈部结节几近消失。困扰患者多年的两件事：睡眠不安和排便不畅得到根本的改善。

从第三疗程开始，患者情绪大为好转，对治疗恢复信心，对生活充满热望，医患配合密切。患者的爱人几乎每次都陪着来调理治疗，夫妻之间、医患之间互相鼓励、互相支持，这对治疗效果有着至关重要的作用。

第二节　圈疗与疑难杂症

1

《灵枢·经脉篇》曰："经脉者，所以决生死、处百病、调虚实，不可不通。"非常明确地提出了经脉是疾病的反映系统，同时也是疾病的防治系统。身体内联五脏六腑，通过四肢百骸外通肌肤皮毛。

查经络知病症，调经络、理气血能够治疗疾病，这是一代代中医人在实践中总结出来的规律。我在临床治疗和对自己的调理过程中观察，注意到经络的变化对病症生成的重要作用，并研究出了外治法如何从经络调理，如何找到病根、解除病根。

在长期的临床中发现，有很多疑难杂症的产生都是因为人体汗腺毛孔的闭塞导致代谢功能紊乱，正常的毒素垃圾无法排出体外，形成内脏经络、经脉瘀阻。由于人体最大的双向调节器官——皮肤出了问题，而使脏腑、腧穴通向体外的排毒系统出现问题，人就要生病了，到一定程度就形成了慢性病及一体多病的状态。三高、脑梗、心梗、肿瘤等都是这样形成的。

刘氏圈疗系列组合外治法独有的特点是什么呢？就是通过外治以除湿化痰利水，通经活络，软坚散结，温阳散寒祛风，扶正祛邪，增强免疫，帮助气血正常运行，恢复人身的元气能量，平衡阴阳。可以说，这些目的达到了，那么所有的慢性病、疑难杂症就都能得到缓解或治愈。

近年来，我深入了解父亲发明的疗法并亲身感受到了这种疗法的神奇。我用8年的时间，把刘氏圈疗的各种调理治疗方法一一在自己身上实验，切身感受到父亲创造的疗法的效果，这使我对刘氏圈疗的疗效感到吃惊，也使我对推广刘氏圈疗充满信心。一位医学博士问我：你们刘氏圈疗的治疗机理是什么？我用了几年来思考这个问题，最后发现刘氏圈疗的理论依据是人人皆知的古老而普遍的道理。

在这里，我要告诉大家，刘氏圈疗并不神秘，它的核心机理就是通过点、按、压、揉、画圈、香灸、贴膏等手段，舒经活血，解瘀化堵、软坚散结，恢复人体免疫功能，达到阴阳平衡，从而保持人体健康。

2

前面讲到，慢性病是由经脉气血瘀滞堵塞形成的，调理气血，软坚散结化瘀，疏通经络，就能有好的治疗效果。刘氏圈疗经几代人的努力，以大量临床实践总结出了圈疗系列组合，以立竿见影的效果奇迹般地见证了中医药的神奇。

2012年秋,一个27岁的小伙子来到我们调理中心,他姓王,陕西咸阳人,来求治时精神紧张,心情沮丧。他说自己腰部从十七八岁时开始疼痛,没想这一疼就疼了十来年,每当阴天下雨、天气变冷时痛得更厉害。这十来年四处求医,中医西医看了不少,始终没有明显的疗效。近几年越来越厉害了,逐步扩展到双下肢,疼得不能伸脚,脚不能着地。走路和伸屈腿脚的时候,会突然像触电一样,疼得人受不了。

说到这里,小伙子悲观地问:我会不会成残废了?我不想这么年轻就完蛋了!

我看了小伙子之前的病历,几份病历均描述为"陈旧性腰肌劳损及坐骨神经痛"。我按了他的几个穴位,从他的反应和他的描述来看,属于根性坐骨神经痛,但没有明显的腰椎间盘突出,应该是由于腰椎管狭窄、神经根出口处软组织卡压造成的,使神经根支配区域不通,造成臀后部、大腿后侧及小腿前外侧至足背内侧酸痛、麻。我说,小伙子,先不要那么悲观,在我们这里先调理一周试试看,然后,采用了按摩、香灸双结合的疗法。按摩主要用叩击法和摩搓法,从足底按摩。香灸环跳、膝阳关、风市等穴,让热力效应通过皮肤作用于深层穴位、透经络、热传感入脏腑,祛风散寒,活血化瘀。在我处调理了两个疗程,小伙子症状基本消失,行动便利多了。

这个病例说明,调治病症要从源头着手,气血畅通则百病消。我们的治疗重在散瘀结阻滞,达到活血化瘀的直接效果。同时在调理治疗过程中仔细观察体表肤色变化及穴位反映出的情况,认真辨证,梳理、制定出有效的调理方案。

3

什么叫疑难杂症？就是病因不明，寒热不清，一体多病，很难判断从何处下手治疗。

我父亲曾说："治病求本，扶正祛邪，调理气血，协调阴阳，升清降浊，继而又察虚实盛衰，虚则补之，实则泄之。外治辨证须判三焦，以上、中、下三焦作为分治提纲，头至胸为上焦，胸至脐为中焦，脐至曲骨为下焦，三者皆以气为贯，上焦心肺居之，中焦脾胃居之，下焦肝肾，大小肠，膀胱居之。医上焦之病，以圈液分内外圈涂于头顶，耳部、肩、胸部、背部等要穴，余尤重于背部穴道，因为脏腑的背俞穴分布于背部。中焦之病，在患者腹部涂内外大圈，并在背部亦划内外大圈，兼治脾胃、胃俞，辅以贴膏，效果更佳。下焦之病用圈疗法在患者小腹、大腿骨外两侧，膝关节、后承山、内外踝、足心等。"

先父在临床中不断扩大圈疗的应用范围，使之在治疗很多疑难杂症方面亦颇有建树。如心血管疾病、胃下垂、胃肠神经官能症、肾病综合征、半身不遂、淋巴结肿大、各类关节炎、肝硬化腹水、气管炎、骨质增生等。

大量的病症案例让我们发现，调理治疗慢性病、疑难杂症仅靠一种方法、一种药物是很难根除的，必须认真分析，综合调理。

一虎难伏群狼。仲景师在治疑难杂症时多一反常法，投大方合力围剿，圈疗就是合围剿病、化解原病灶的外治法。

刘氏圈疗与梅花香、平消康复膏等配伍组合疗法，以及三步调理、五步治疗法，多管齐下，故都能收到良好的效果。

(1) 前列腺炎、脾胃不适

孙某，54岁，山西人。2015年7月4日来本中心求治。自述患前列腺炎数年，同时有脾胃虚弱等症状，常年二便失调。

既往史：在当地医院多次治疗，中医西医都诊疗过，病情始终缠绵不愈。

诊断：前列腺炎，肝气郁结。脾胃虚弱，内湿重。因脾胃虚弱导致营养不良，多瘀，而致免疫功能差。

调理过程：施以圈疗排毒化瘀。第一次画圈时，背部开始有点痒，颈部起小颗粒，脚部冰凉，耳朵处发红。第三天画圈时，整个上半身发痒，大椎和天突处起小红疹，睡眠有好转。之后数天画圈后，睡眠好，大便成形，食欲增加。一个疗程下来，肝气郁结及前列腺炎症缓解，饮食、排泄正常，整体向好。因患者家居外地，不能长期调治，中心为其配备了平消康复膏并教会其使用，嘱其在家里坚持自行调理。

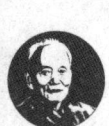

(2) 左侧骨盆疼痛

张某，男，43岁，于2012年7月30日来调理中心。主诉：1991年因外伤做左侧骨盆手术，术后正常。于2010年左侧股骨头开始隐隐作疼，日渐加剧，至今疼痛难忍；同时患有高血压症，服药后血压150/100H。

既往史：数次到当地医院就诊，无明显效果，疼痛缠绵。

调理过程：香灸督脉左侧股骨头处，辅以热腾、拔罐。该患者瘀结较重，灸至腰部时，左腿及脚踝困乏，有凉气排出。以此法调理，逐日向好。调理至第十次时，病人感觉股骨头处疼痛消失，左侧膝关节热感强，疼痛减轻。

(3) 肩周炎

方某，男，60岁，咸阳市人。某日晨起突然左臂胳膊肘抬不起，前伸尚可，反背受限，穿、脱衣服都很困难，特别是夜间疼痛不能入睡，有时疼得满街跑。2013年7月8日来刘氏圈疗调理中心。

既往史：在咸阳市、西安市各大医院求治，确诊为肩周炎，各方治疗半年有余而无效。

调理过程：来中心当日，胳膊几乎不能动，稍抬一下即疼得流泪，调理师认为，此非炎症，乃肩风也。遂施以圈疗外贴骨增生药止疼，次日活动自如，治疗两周即愈。

(4) 骨伤、前列腺炎

张某，男，64岁，退休人员。平日体健，无基础性疾病，无不良嗜好，生活习惯良好。

主诉：2015年冬天的某一天，在河北老家骑电动摩托车外出时意外摔倒，整个左侧胸部十分疼痛，行动不便，坐卧不宁，严重影响正常生活。近期前列腺炎、气管炎复发，此为多年老病，每年冬春季加剧。

检查报告：当地医院的CT影像学报告单诊断为：左侧第6、第7肋骨骨折。

既往治疗：曾到各大医院求治，给出的治疗方法为局部贴膏＋强制休息。

调治过程：2015年11月2日到调理中心求治，采取香灸＋贴膏＋圈疗配伍组合疗法施治。

针对骨伤：灸香左前胸、肋骨、膻中、大椎，贴膏大椎到至阳左前胸，膻中到天突乳房下。调理时，疼痛处发白，有痒烫感，左前胸

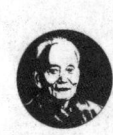

肋骨有小包块，有瘀血，灸疼痛点出湿。调理至第二个疗程，疼痛减弱，左前胸肋骨小包块消失，瘀血散尽，大口呼吸无疼痛。平消康福膏局部贴敷部位：背部：大椎到至阳；前胸：天突至膻中，乳房、肋骨、肝、胆、脾、胃。

调治到第一个疗程第5次时，局部的疼痛感消失，活动时轻微气喘；调治到第二个疗程结束后，检查显示：局部瘀血消除，正常活动无气喘现象。此外，一直伴有的前列腺增生意外得到治疗，现在患者排尿顺畅，再也没有尿不尽的感觉了，半夜也不用起床上厕所了，晚上终于能睡个好觉了。睡眠好，自然人就精神。

调治17次后，患者可正常休息，但在起床、咳嗽时伴有气喘，局部轻微疼痛。医院的CT影像学检查显示：局部存在瘀血。

针对这种情况，对调治方案做了调整，增加了局部圈疗。画圈部位包括前胸、后背及整个小腿和脚面、趾骨等处，画圈结束后沿画圈部位贴膏。

针对前列腺炎、气管炎：先施以圈疗法。画小圈部位：脊柱一条线、臀部、天突、肝胆脾胃、小腹、小腿、脚。画圈完毕后贴膏，贴膏位置与画圈同。画圈至第3天后，患者感觉全身有劲了，大小便次数明显减少，接近正常，前胸出小红疹，双腿发痒。画至第5天，前胸、后背、小腿有点刺痛感，阴囊发紧、收缩，有沉重感，表面上有一层似霜白皮，并且伴有酸胀痛，洗澡后恢复如常，伴有脱皮、红鲜肉出现。脖子后背有火辣辣的感觉，天突处皮肤有溃烂，火辣辣感觉减轻。

3月3日第7次调理时，改画大圈，画圈部位：脊柱一条线、臀部、天突、肝胆脾胃、小腹、小腿、脚。贴膏在同样部位。患者感觉双脚跟冰棍一样，但脖子、后背区域火辣辣的，小便有力，大便也不黏马桶了，食欲明显增加，睡眠质量变。整个人感觉有精神，心情转好。

经 2 个疗程的调理，患者前列腺炎、气管炎症状缓解。

（5）无名肿疖

王某，女，12 岁，某铁小学生。某日上课时，右眼突然看不到黑板上的字，老师给她调换座位到第三排，但还是看不见。

在母亲带领下到就近医院治疗无效，在朋友介绍下于 2010 年 5 月来刘氏圈疗调理中心接受治疗。

判断：无名肿疖。

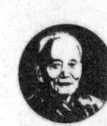

调理过程：调理师为其右眼点眼药时，发现其右侧下眼睑下侧有一块瘀点如豆大，未有隆起，与皮肤平，但在进行局部按压时，有硌手的感觉。调理师判断是该瘀点影响视力，遂将瘀点作为圈疗重点。第一天画 5 遍圈后，圈内呈红色，证明它系病源；第二天来复圈时，王某自述已能视物。继续圈疗月余，红色渐退，瘀点也不明显，且由硬变软。继续圈疗 3 月有余，视力恢复正常，回校复课。

（6）内分泌失调

2012 年 4 月，有一位姓章的小伙子从合肥来到西安，找到刘氏圈疗调理中心，自述两年前脸部出现痤疮，伴随口臭，四处求医，被诊断为"内分泌失调"，西医治疗时好时坏，无法根除。后来，又出现排尿异常：夜尿多，排尿无力、有叉，有尿等待现象，伴阴囊潮湿。到当地医院就诊，效果不佳。小伙子才 28 岁，是个体商户，尚未成家，对自己未来的人生十分忧虑。听熟人讲了陕西刘氏圈疗治疗疑难杂症有奇效，便辗转前来求治。我只用了"望"、"闻"之法，初步断定他主要是内瘀重，内分泌失调只是表象。嘱技师采用梅花香灸对其肺、脾、肾进行综合调理，第三天又辅以圈疗，除湿拔毒。两个疗程后，患者三阴交开始出现排毒现象，局部出现粟子大小的包块，继而出现包块破溃、流水流脓的排毒反应。坚持调理了3个月，痤疮、口臭等症状全部消除，皮肤变得光滑紧致，排尿也正常了。离开西安时，小伙子激动地说：感谢你们！是刘氏圈疗挽救了我，给了我新生！去年，他给理疗师打来电话，说他现在已有了幸福的家庭，还有了一个健康的小宝宝。

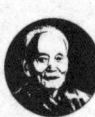

(7) 急性尿路感染

一位姓闫的女士，68岁，西安人。去年来到我们理疗中心求治时，面容憔悴，急躁不安。说她半年前出现尿急尿频尿痛，肉眼血尿十余天，经西医诊断为"急性尿路感染"，经治疗后症状缓解，几个月后再度出现尿频短涩、滴沥刺痛，小腹拘急，至今痛引至腰腹，尿色淡红，腰膝酸软，神疲乏力。调理师遂以圈疗调治，第一遍画圈后颈部发红，当天下午小便血尿消失，痛感消失。一个疗程后，患者颈部和脐部周围出现了好多小米粒大小的红疹子，小便有烧灼感，小腿有点浮肿，走路腿发沉，我们告诉她此属正常的清热排毒反应。3天大圈画完后患者较困乏，但感觉后背热乎乎很舒服。第二个疗程改画小圈，10天后小腿浮肿消退，为巩固疗效，闫女士坚持画圈100天，直至所有症状消失。

案6和案7，一个是内分泌失调，一个是尿路感染，表象之下的根本原因都是内瘀、寒湿重形成瘀堵，造成局部经络不通，一旦做好了除湿排毒，病症就能得到缓解或治愈。

第二章 刘氏梅花香灸疗法

第一节 香灸的理疗思想

1

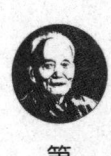

中医有言：针之不到，药之不及，须灸之。

在我国医学历史上，灸法最早见于《黄帝内经》。随着医疗实践的不断深化，出现了许多针灸方面的著作，如晋代皇甫谧的《针灸甲乙经》和唐代孙思邈的《千金要方》都大力提倡针灸并用。唐代王焘的《外台秘要》则弃针而言灸，可见当时对灸的重视。以后从宋代王执中的《针灸资生经》、明代高武的《针灸聚英》、杨继洲的《针灸大成》，到清代廖润鸿的《针灸集成》，无不重视灸法，并总结出"大病易灸"的重要理论基础。

到现代，灸法得到了长足发展，如艾条灸、药条灸（包括太乙神针、雷火针等）、温灸器灸、温针灸、灯火灸等，灸法已成为中医外治不可或缺的手段。

刘氏梅花香灸疗法是先父发明的一种新型的中医药外治疗法，该疗法吸纳众家之长，以唐代以来内病外治的论述为理论基石，在艾灸、针灸等各种灸法的基础上，历经30多年的反复实践和摸索而得。此疗法获得了国家发明专利,并获美国爱迪生发明大奖。

几乎在发明圈疗新法的同时,我父亲就致力于刘氏梅花香灸的探索研究。

刘氏梅花香灸一经临床使用,立即以卓越的功效受到广大患者的好评,得到医界同行的认可。它既能治病,又能寻诊,如头痛、发高烧、全身不适者,用梅花香熏照8～10分钟后,就感觉痛止、烧退,周身舒服,症状消失。与传统的灸疗相比,梅花香灸的成分、火力、穿透力、温度、出烟量、密集度、疗效远比艾灸高出2～3倍,且适应范围广,疗效显著,操作简单,易使患者接受,充分凸显了中医药外治法简、便、廉、验的特点。

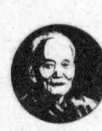

刘氏梅花香精选艾叶、藿香、桂枝、桑白皮、紫檀香多种中草药,通过人体经络穴位,以立体螺旋的补泻手法,平衡人体阴阳虚实,扶正而祛邪。简要地说,刘氏梅花香灸的机理主要有以下几个方面:

(1) 调节阴阳。人体阴阳平衡,则身体健康,否则便会出现各种疾病,梅花香灸有恢复阴阳平衡之功效。

(2) 调和气血。气血是人的生命之源,气血充足,气机条达,人的生命活动才能正常。梅花香灸可以补气、养血,还可以疏理气机。

(3) 温通经络。经络是气血运行之通路,经络通畅,气血运行,营养物质之输布才能有序进行。梅花香灸借助其温热肌肤的作用,温暖肌肤经脉,活血通络。

(4) 扶正祛邪。正气内存,邪不可干。梅花香灸通过对某些穴位施灸,如大椎、至阳、足三里、气海、关元等,可以培扶人的正气,增强人的自愈能力。

(5) 行气通络。经络分布于人体各部,内联脏腑,外布体表肌肉、骨骼等组织。一旦局部气血凝滞，经络受阻，便会出现肿胀疼痛等症状。梅花香灸相关穴位，可以起到调和气血、疏通经络、平衡机能的作用。

专家对刘氏梅花香论证剖析，认为刘氏梅花香疗效强于其他香灸的最主要原因是：最佳组合的天然中草药配伍制成梅花形条棒，通过在体表穴位的熏灸燃烧，加强了其温热助阳作用。通过穴位—经脉—脏腑的传导，起到疏风散寒、温经通络、行气活血、温中和里、回阳复脉、升举阳气、化瘀通痹、清热解毒、消肿散结、增补元气、强壮脏腑的作用。梅花香在香灸疗法中处领先地位，正是因为它在用药组合与施灸手法上的创新，这是它能够独步杏林数十年的根本原因。

2

梅花香的最大特点就是热渗透效应强，刺激人体循环及代谢功能，使之向外快速散寒、排湿、蒸腾发汗，排泄毒素，从而达到调理气血、疏通经络、祛风清热、消肿散结、燥热止痒、润肤悦色、美颜减皱的效果。

2015年10月，一位雍姓男士急匆匆来到理疗中心，惶惶不安地说，他发现自己身上长瘤子了，问还能不能治好。我观察后发现他肩井、脊柱双侧、颈部两侧与下巴有若干结节，肩井处板结，肩胛缝结节尤其多。患者48岁，健康状况算是比较好的，没有其他慢性病。我让香灸师先香灸其肩、颈，灸完后膏贴肩背，第3次香灸至阳、大椎、命门、长强、神阙、膻中、天突、百会，贴膏位置不变。至第5天开

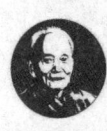

始身体寒湿减少,调理后感觉轻松。第7天以疏通右侧膀胱经为主。至第9天结节散开,寒湿减轻,症状基本消失。患者站在镜子前左右打量,摸着变得光洁的肩、颈处,不敢相信地问我:我的病这么快就治好了?那些瘤子再出来怎么办?我说:我不敢说永远不会再长瘤子,但可以肯定地告诉你,二三年之内不会再出现这些结节。

3

梅花香燃烧的火头所产生的"聚热能量"可温热散结,能够促进血液循环。持续香灸,能强壮真元,调合阴阳,温通气血。香灸督脉,适合慢性、虚寒性疾病。如慢性阻塞性肺病,慢性支气管炎、支气管哮喘、类风湿性关节炎以及亚健康人群中阳虚体质者。总之,因为阳气衰弱而引发的病症都可以在督脉上找到合适穴位进行治疗。

刘氏梅花香常常与贴膏组合配伍使用,以助肾扶阳、提升阳气,恢复身体动力,若体内湿气太重,伤及阳气,大小便不畅等下部问题,此时可用梅花香灸提升正气,通经络活血脉,正气存内,邪不可干。

下面这个急性肾盂肾炎病例充分证明了这一点。

焦某,女,35岁,西安市人。自述某日淋浴后,突然感到全身不适,疲乏无力,发热,打寒战,尿频、尿急、腰痛。自认为是感冒了,吃药数日无效,症状时不时发生并加剧。到医院常规化验诊断为"急性肾盂肾炎",要求其留院治疗观察,但患者不愿接受这个诊断结果,拒绝住院。2013年8月在朋友陪伴下来刘氏圈疗调理中心。

判断:医院诊断无误,急性肾盂肾炎。

调理过程：调理师对其施以香疗配合口服中药。以香疗督脉为主，配以肾经原穴太溪、肾俞和肾经募穴京门、委中，膀胱经合穴和膀胱经募穴中极，以清膀胱之湿热。膈俞有抗炎作用，加之水道是治疗膀胱炎病要穴，再配合大椎、曲池治疗。仅仅两天时间，焦某感觉症状消失，效果十分显著。她惊喜地说：幸亏自己选对了地方，找对了人。之后，焦某坚持香疗两个疗程，直至完全康复。

刘氏梅花香注重灸烤脏器反映区和脊柱神经根部，肝脏是内分泌的主要脏器，采取灸烤肝俞区，常常有事半功倍之效。

4

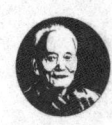

成年人每天都有 3000～6000 个癌细胞产生，不过不用怕，每天产生的癌细胞基本都被人体自身自然杀死，完成这个任务的是叫做 NK 的免疫细胞。一个人的免疫系统下降，这个 NK 细胞就弱了，癌细胞占了上风，经 5～10 年的发展，就会发生癌变。

所以请大家记住了，世界上最好的医生是自己的免疫细胞，而不是医生和药物。我们所做的调理治疗、保健养生都是为了平衡免疫系统、保护免疫细胞，这是健康的根本。

刘氏梅花香立足于提高人的自我修复能力，提高免疫力，通过对患者进行全身整体的调理，达到调未病、治已病的目的。

通过以上可知，刘氏梅花香灸疗法的特点可归纳为简单的八个字：从根调理，扶正助阳。

2014 年秋，我们调理治疗了一位来自青岛市的患者，他姓陈，男，60岁。自述腰痛20余年，腰痛发作时翻身都困难，双腿膝部和脚部冰凉，行走时脚抬不起来，脚步发飘。多年来四处求医，病症时轻时重，总无好转迹象。听一位朋友说起刘氏圈疗，便抱着试试看的心理来到刘氏圈疗调理中心。我和他交谈了几分钟便做出判断：这是一起典型的阳气衰弱、风湿寒引起双侧腰疼案。因肾虚阳弱不能温煦其主，气虚血瘀而痛。我嘱香灸师当以温阳补肾、疏肝理气、通络止痛为方向，采用香灸辅以按摩疗法，重点灸下焦穴位。患者感觉香灸部位有酸、麻、胀、痛、热的不同感觉。两个疗程后，原先胸闷气短的症状没有了，双膝有热感，双脚发热出汗，病痛减轻，行动灵活多了。但因患者病程较长，要想完全康复，还需要患者坚持自疗和锻炼。在我中心调理了3个疗程后，我们给他备了梅花香，并教会了他使用方法，患者满怀信心地返回家乡。

刘氏梅花香已经历半个多世纪的检验，以其显著的功效及简单易行的操作方法，得到社会大众的认可，但我们现在依然在不断完善刘氏梅花香系列组合外治法，使之更好地服务于社会，让更多人受益。

5

梅花香灸后病情好转的反映：

（1）经络传导有发麻的感觉：这叫得气，这是激发经气的好现象。

（2）感觉热传感至会阴处：这是好的现象，说明任脉疏通、胞宫气血充盈，卵巢功能逐渐改善。

（3）做香灸过程中，下腹中感觉有一股热气在形成：随着香灸有热气在人体经络线上传导,上到头顶,下到足底,经过的地方有酸、麻、胀、痛、热的不同感觉,这是非常好的现象。

(4) 做完香灸后,面色变得红润有光泽,皮肤饱满滋润,色斑快速变淡、痘痘消失。

(5) 做完香灸后,人的心情变得舒畅很多,心情很放松。

(6) 香灸过程中以全身微微出汗为佳:特别是额头、手心、足心要出热汗,以便排出体内寒湿之气。汗出多者,则是身体比较虚的人,灸的时间要稍短,以温补为主。

(7) 灸后发冷感:灸后会觉得冒凉气,是属寒性体质者排寒的现象,要多灸,配以腾宝效果更佳。

(8) 热传导感:腹腔发热传至后腰,往上走到百会,往下走到涌泉,表示经络疏通,效果好。

(9) 沉重感:局部像压了一块大石头一样有压迫感,是排湿的好现象。继续温灸,湿气排出,沉重感消失,全身轻松舒服。

(10) 肠区咕咕叫,或者排气:这是促进肠蠕动,帮助排除身体的浊气,是一种非常好的现象。

(11) 如果腹部或后腰出黏汗:是血液黏稠、血脂高、血液毒素垃圾过多的表现,且正在排出,是一种非常好的现象。

(12) 做香灸时上半身热或只是下半身热:说明不热的部位气血瘀滞,经络不通,需要整体调节。

(13) 做完香灸后出现口干燥、咽喉不适:说明上焦有虚火,要配合灸肩井、曲池、少商、涌泉,以滋肾引火下行。

(14) 开始灸很热,过了一段时间后感觉不热了:这是经络疏通后,提示此处气血虚,是温补气血的过程,需要稍长时间温灸。

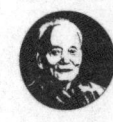

(15) 香灸后出现酸痛、疲劳、嗜睡（白天爱困）：血液循环差、气血不足者，在灸后血液循环加快，所以体质弱的人前二三次会出现乏力、困倦现象，这是身体应激养气血的反应。

(16) 做完香灸后，脐部有出黄水的现象：这说明有妇科炎症或肠胃炎症。

(17) 做完香灸后下部瘙痒、分泌物增加或有血块：提示有妇科病、月经不调，正在调整中。

(18) 月经提前或推后：女性做香灸调整月经，3个月之内为调整期，月经可以提前或推后。

(19) 出水泡、红疹：这是体内湿毒、血毒排出的好现象，这种现象的出现，说明您的身体快康复了。

(20) 脐下出水泡：有妇科问题，水泡下还有红点是有炎症，脐周出水泡是肠道湿寒，严重的人会在脐周起一圈硬皮。

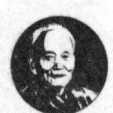

第二节　香灸与疑难杂症

1

疑难杂症又是怎样形成的呢？

这个问题很复杂，恐怕没有哪个医生能说出精准完备的答复，要不然怎么叫疑难杂症呢？但其主要的原因是人体内长期存在局部瘀滞，这些瘀滞会阻碍脏腑气血运行，使人体新陈代谢功能破坏。多数人的病症都是从不经意的局部不适开始，到最后脏器受损，症状加重了人们才去求医，为时已晚。还有的人在求治时医方调治不对症，使经络瘀堵加重，也加重了病情。很多病人到医院求治，一段时间，表面上似乎好转，热退了，炎消了，便出院。但隔不了许久，出现反复，再住院，如此这般地往返数遍，渐渐地，症状加剧，疑难杂症就这样形成了。

我父亲历经半个多世纪的临床观察研究，发现刘氏梅花香能疏通瘀阻、提升阳气，有效解决很多疑难杂症。

对上焦以上的病症，灸至阳，15～25分钟，加肺俞、大椎、风池、风府；下焦以下的病症，灸至阳15～25分钟，加肝俞、督俞、命门。灸透发热出汗。此法对敏感的人见效快，对患病时间长、吃药多的人见效慢一些。

2

长期卧床的人，筋骨容易出现问题，不好活动便不想动，越不想动越动不了，动不了更不想动，形成一种恶性循环，久之，自身免疫系统衰弱，病症愈加严重。这种病人在接受刘氏梅花香灸调治的同时，要经常活动四肢关节，这很重要。只有调理治疗和运动相配合，才能达到好的效果。

2015年9月，我们为一位姓姬的女士调理。姬女士60岁，主诉脾胃不好，左肩疼痛、小腹痛、头痛、腰背疼痛等。这是一例典型的因为后天之本脾胃不好而影响其他脏器及经络通畅，导致全身不适的病症。我们采取了先按摩全身，疏松、打开经络穴位，以保证香灸的效果。香灸至阳、肺俞、大椎、命门、长强，膏贴肝胆、脾胃俞。调理至第七天时姬女士说感觉特别轻松，食欲增加。第二个疗程开始，香灸穴位不变，贴膏肩颈、肝胆、脾胃、膝关节小腿、脚面，加揉术，揉至阳、大椎、命门、小腿等部位。经两个疗程调理，姬女士说感觉到从未有过的轻松。

3

疑难杂症的成因还有重要的一点：寒湿气。

阴阳两种气机在人体内有序循环，人则健康；反之，这种循环被打乱、阻滞，则生病。阴气是自下而上，阳气是自上而下。阴气喜冷，阳气喜暖。如果脚底出现寒气，阴气就不会从冰凉的脚底上升，阳气也不会从温暖的上半身下降，这就造成气体循环不好。又因为血和气是同时循环的，所以，气的循环不好，血的循环也就不好。

我们生活的自然环境里有六邪"风、寒、湿、暑、火、燥"时时侵扰，一不小心就会有寒湿气侵入身体，带来疾病。比如从大椎穴进入的寒湿气容易造成肩颈酸痛、肩周炎、颈椎病、头晕头痛、失眠多梦，从膻中穴进入的寒湿气容易引起乳腺肿痛、乳腺管道阻塞、乳腺纤维瘤等症状，从命门穴进入的寒湿气容易引起腰酸背痛、肾虚、性功能下降等症状，从神阙穴进入的寒湿气容易存积在盆腔，特别是女性，当盆腔内的寒湿气很重时，就容易引起各种妇科疾病，如妇科炎症、月经不调、痛经、子宫肌瘤、卵巢囊肿、不孕不育症等，从涌泉穴进入的寒湿气容易往上流动，容易引起膝关节酸痛、风湿关节炎等症状。

中医"寒者热之",刘氏梅花香灸就是通过补阳气的方式把我们体内的寒湿气逐出体外。

对于这一类病症,除梅花香灸外,还有一个重要的治疗手段:推拿按摩。

搓揉按摩是通过刺激人体体表的病症反射点或穴位区域,通过按压揉搓等方式,使机体脏腑、经络、气血和各系统的功能得以恢复归位,从而达到治疗疾病的作用。

也就是说,要松筋骨、通经络、祛湿毒,使皮肤出红疹,发热出汗以排湿毒。故在施灸时辅以揉搓按摩,搓散肌肤骨缝处的沙粒状结节,防止沙粒状形成条索形,聚结后形成硬核。一旦形成硬核,想要打通就很困难了。这种情况在按压揉搓时会产生剧烈疼痛,但一旦将结节揉散开就会顿感轻松。所以用梅花香重灸这些地方,要灸透,灸到手感觉皮肤出水发汗为度,之后按压揉散结节物形成的沙粒状及条索状物质就尤为重要。

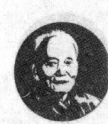

我们曾收治一位因风寒湿邪造成骨关节疼痛的患者,该患者姓王,男,40岁,西安市人,既往体健,无基础性病变。

主诉:腰腿疼,腰椎间盘突出压迫右侧神经引起右腿抽痛,不能久坐,持续十余天不见有缓解,只好到医院求治。

医院拍片提示:腰椎间盘突出,压迫右侧神经;做抗"O"检查,提示正常。

医院除了注射消炎药物别无良策,建议主要靠休养恢复。患者无奈之下来到刘氏调理中心。经诊断为"肾阳不足,体内风寒湿邪重"。遂以梅花香寻诊,发现香灸至心俞、肺俞处有轻微刺痛感,香火变旺,皮肤淡红。灸至左肾区时出现一直径约1.5厘米的紫色斑块，患者疼痛难忍，香火特旺。在斑块周围香灸发现周围皮肤随之变成深红色且局部隆起，刺痛感加强，此处即为问题所在。第二次香疗时刺痛感减轻，到长强穴后返回重复循经香疗。病灶处刺痛感逐日减轻，香火已不再旺，热流传到膝关节。为了巩固疗效，在肾区、大腿双侧及小腿部贴敷平消康福膏，半个月以后，症状明显缓解。

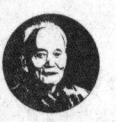

第三节　香灸善理气排毒

1

日常生活中，各种食品污染、空气污染、环境污染等，以及人体自产的垃圾毒素，使我们体内堆积了许多毒素。

但我们的身体里有一套完善的排毒系统，如皮肤排毒、肝脏排毒、肺脏排毒等，足以排除体内毒素，保证人体各大系统正常运行。如果排毒系统出了问题，毒素无法排出体外，我们就会生病。

毒素排不出体外的根本原因是什么呢？

首先，人体最大的排毒器官是包裹全身的皮肤。当皮肤无弹性、营养不良、微循环受到破坏，就会使皮肤板结，继而代谢的功能就要出问题了，这也是糖尿病产生的根源。所以，调理疑难杂症从观察皮肤着手，要通过整体调理对全身皮肤进行维护、改善。

其次，五脏的排毒功能受损伤也是疾病产生的根源。人体小腹是最低最阴暗处，是堆积藏匿毒素的地方，所以清理排出小腹毒素极为重要。如果小腹表面颜色灰暗就说明体内湿气重，毒素排泄已经出现障碍。此时当用梅花香灸脾胃俞穴，增强脾气运化功能，实则在增强排毒功能。

下面就是一例体内湿毒瘀结成病的医案。

刘某，男，58岁。主诉：前列腺炎频发，胃痛，排泄不好，常常几天都无便意，2015年3月24日来本中心求治。

既往史：多次到医院求治，时好时坏。

判断：前列腺发炎，内瘀重，排泄及新陈代谢紊乱。

调理过程：以圈疗法排毒、化瘀。画小圈第1天，患者解小便有痛感，小便次数增多，睡眠质量较差；画小圈第2天，背部发痒，脖子起小红疹，脚凉，耳朵后发红，阴囊处略疼；小圈第3天，整个上半身发痒，大椎和天突处起小红疹，大便费劲，阴囊不疼了，小便夜尿两次，睡眠正常，食欲正常。小圈第5天：脖子、上臂、前胸处红疹较多，左环跳处起两个小白点颗粒，画圈时脖子痒，耳朵开始脱皮，睡眠较差；第7天开始画大圈，饭量有增加，有排气。第10天画大圈时，小便有虽还有刺痛感，但感觉有力了，睡眠好，食欲正常，红疹减少，前列腺炎缓解，胃疼消失。

2

很多疑难杂症的出现是由各种因素造成的，但根本原因就是气血不畅所致。

人体有三大气血枢纽，气机的升降出入，是人体生命活动存在的前提和基本方式。在运动的时候，都强调起势要启动全身的气机，运动过程中气机也是在不断地被调动着的，而结束时一定要把气机收到本位来，所以传统的运动收势强调的就是要引气归元，即让气回到正确的位置上来。

这三大枢纽是膻中穴、气海穴、关元穴。中医讲"气会膻中"，人身体里的气一般都汇聚在膻中穴，所谓"胸中大气"。很多人都有过这样一种感觉，当有人气你的时候，你就会说"气死我了"，手会不由自主地抚摸胸口，抚摸的位置就是膻中穴，这是因为人生气的时候气会憋在膻中穴这里，没法宣散，会很难受，人就会出于本能主动地捶打、按摩膻中穴。

第二个是气海穴。气海穴位于脐下1.5寸处，它与调息相关。养生家和练功的人气会下行，一般把气海当作大气所归之处，所以有"百川汇成海"的说法。凡是气机失调者，都要通过气海穴来进行调理。

中医认为：气会膻中，与气海相迎送。就是气机在膻中穴和气海穴之间有一个交合、升降、鼓荡的现象，能送到气海的气为真气。

第三个是关元穴。从名字上看，这里是元气出入的地方，所以非常重要，所谓的"引气归元"也是要把气引到关元处，气海、关元一壮，全身都壮。

这三大气机枢纽所处区域是调理治疗的关键部位，是人体气血运行的要道，是疾病反映区，可谓保健重镇。很多慢性病、危重病及疑难杂症都可发现此三大枢纽的皮肤存在粘连结节。

梅花香灸通过局部温灸发热，促进气血循环，增加元气生成，调理各种筋、经、络粘连引起的阻滞，故对生活中各种因素造成的慢性

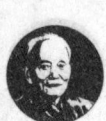

病及疑难杂症都有效。

(1) 风湿性关节炎

王某，女，74岁，家住宝鸡市。一月前突感双侧膝关节疼痛，伴双下肢肿胀，足踝落地时因不能负重痛感明显，以至于无法下地，2012年8月由家人陪同来到刘氏圈疗调理中心。

既往史：到当地医院进行检查，X片显示为关节炎，进行理疗按摩治疗，疼痛有所缓解，但仍影响肢体功能，行走时需拄手杖，有腰椎增生病史。

判断：关节炎。

调理过程：结合患者有腰椎增生、半年前腰痛发作的病史，进行梅花香灸配伍组合疗法。用腾宝每天热敷腰部补肾阳，再对膝关节、足底进行香灸，配合外敷平消康福膏。开始以督脉为主，配合局部治疗，中期以任脉为主，依据阳生阴长，气血调合，后期以扶助正气之关元、肾俞、足三里、三阴交。持续调理一个月后，疼痛明显减轻，可弃杖行走；继续调理半个月，疼痛完全消失，行动恢复正常。

(2) 便秘

温某，女，39岁，山西临汾人。自述便秘已十多年，同时患有贫血、腰疼、颈椎疼痛、宫颈糜烂、月经不调等病症，2014年5月来刘氏圈疗调理中心求治。

既往史：多次到当地医院求治，无明显好转。

判断：便秘，月经不调。

调理过程：患者一体多病，需找准病根、综合调理治疗。先为其按摩全身，疏松筋骨，然后香灸至阳、肺俞、大椎、命门、长强、神

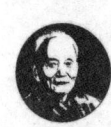

阙,补虚泻实,生津润燥,调畅气机。第二天调理时增加膏贴,膏贴部位:肩井、后背、臀部、肝胆、脾胃、小腿、脚踝。病人感觉睡眠好了,腿沉的感觉减轻,臀部有湿气排出。后几日调理穴位相同,全身出汗,胳膊、背部往外排寒气。患者因家在外地,没有条件长时间调理,但一个疗程的调理使其寒湿重、气血虚、脾胃不好等多年的顽疾大为减轻,疏通了经络,缓解了病症,我们给她带了膏药,并叮嘱了调理锻炼的方法。

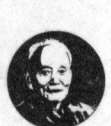

(3) 颈椎疼痛

崔某,女,43岁。自述颈椎疼、腰疼、腹胀,同时患感冒,流鼻涕、咳嗽,2015年11月5日来到调理中心求治。

既往史:既往健康,无遗传病史。

诊断:感冒,颈椎、腰椎疼。

调理结果:调理师香灸其大椎、至阳、命门、长强、肺俞、印堂,膏贴背、腹、肝、胆、脾胃。调理至第三天时,手脚由凉转热,腰部疼痛变为酸胀感。调理一个疗程后,颈椎疼痛减轻,腰疼基本消失,全身有轻松感。

(4) 肩痛

张某,女,50岁,2015年12月7日初诊。主诉:肩疼痛三年余。

既往史:初诊。

诊断:肩痹(局部经脉瘀阻)。

调理过程:施以香灸、贴膏调理,辅以揉术、拔罐。香灸:命门、长强、风市、血海、足三里。贴膏:肩颈、肺俞、双侧肩胛骨。第二天,患者反映睡眠好转,咳嗽减轻。第三天始,加揉至阳、肺俞、大椎。第四天再增加拔罐，仅用一个疗程，患者各种不适症状明显减轻。

(5) 胃疼

黄某，男，35岁，陕西省咸阳市人。自述经常胃疼，每年冬季疼痛加剧，服多种药物均不见效，2014年6月5日来到刘氏圈疗调理中心求治。

既往史：既往有浅表性胃炎、贲门炎病史，胃痛（气血虚弱型）。

诊断：元气不足造成体内气血不通畅，导致脾胃运化功能紊乱。

调理过程：调理师为其梅花香灸一个疗程，疼痛减轻；再继续香灸两个疗程，症状基本消失。再配合外用平消康福膏，调理一个月后完全康复。

(6) 便秘

毛某，女，38岁，咸阳市人。自述头晕，耳鸣，耳痛，恶心，食欲不振，行走不稳，面色枯黄。经朋友介绍，于2013年9月来到刘氏圈疗调理中心。

既往史：在多家医院门诊求治，久治不愈。既往有慢性胃肠炎病史。

诊断：阴阳失调，内瘀重，便秘（血秘）。

调理过程：调理师用梅花香自头部百合、风池、太阳穴，由上而下香疗，督脉以胃俞穴为主，任脉以膻中、鸠尾、神阙、气海为主，香疗一个疗程后，所有症状全部消失，恢复健康。

(7) 糜烂性胃炎

李某，男，50岁，陕西石泉县人。2014年7月来调理中心求治。

自述胃痛两年，伴疲乏、恶寒、大便溏泻。

既往史：胃痛两年，伴疲乏、恶寒、大便溏泻。

体检情况：经当地医院做胃镜检查，诊断为"糜烂性胃炎"。抗炎治疗后症状缓解，但日前突然加重，上腹胀痛，食后明显，伴嗳气，恶心呕吐和腹泻。

初步判断：糜烂性胃炎。

调治过程：日前突然加重，上腹胀痛，食后明显，伴嗳气，恶心呕吐和腹泻，遂在朋友陪同下来刘氏圈疗调理中心。鉴于患者体弱且属于急性发作期，故先施以刘氏梅花香灸为其止痛，选穴足三里、中脘、建里、中枢，症状缓解后再以圈疗调理，三个疗程后，所有症状消失。为巩固效果，嘱患者带梅花香回家长期灸中脘、足三里保健。

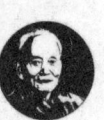

(8) 腰疼

王某，男，37岁，陕西咸阳人。自述腰部不时疼痛已长达10年，每当天气变冷时更甚，四处求诊而医治无效。近几年来疼痛逐步扩展到双下肢，直至发展到疼得不能伸足，足不能着地，夜不能入眠。左足痛及足腕部抽痛发作，疼痛常因腰痛加重而随之加重，特别是伸屈下肢时疼痛重且有触电样感觉，反复发作。

既往史：腰部不时疼痛已长达10年，每当天气变冷时更甚，四处求诊而医治无效。

体检情况：发病后到医院诊断为"坐骨神经痛"，治疗无效。

诊断：腰痛（陈旧性腰肌劳损及坐骨神经痛）。

调理过程：香灸，辅以圈疗调治。香灸肾俞、命门、委中、章门、大椎等穴。画小圈于坐骨区域穴位，化瘀活血，画大圈于整个后背，全面驱寒逐湿。两个疗程后，上述症状消失，王某行动自如。他离开时激动地说：太感谢你们了！我这十多年的老病，哪儿都治不好，我都不抱希望了，想着怕是要成残疾人啦！没想到你们就画了半个多月的圈还真给治好了！

按：患者病机主要是风寒湿邪侵袭，肾中阳气不足，肝气不能生发，凝滞经脉，气滞血凝不通而痛，也就是说病根在五脏，而刘氏梅花香的特点就是五脏同调，加以圈疗化瘀排毒，功效倍增。

(9) 颈椎病

王某，女，65岁，初诊时间2013年10月8日。病人主诉：颈椎部疼痛，头晕，耳朵痒，感觉里面有异物。

诊断：颈椎病，伴头晕。

调理过程：香灸、贴膏，驱散颈部、肩周、腰部、肾部寒湿，着重灸肝部、肩、肺俞、肾俞、太冲。调理至第10天时，晕眩感消失，全身不适感减轻。

(10) 失眠

胡某，女，51岁，西安市人，初诊时间2012年7月23日。病人主诉：多年顽固失眠，气血虚，颈椎4至6节微增生，已腹泻4天。

既往史：到当地医院求治，无明显改善。

判断：顽固失眠。

调理过程：灸督脉50分钟，热腾胃区15分钟，以驱肠胃虚寒。3天后大便成形，睡眠有好转，精神提振。第5天气血好转，失眠出现反复。左侧胳膊有麻感，灸胳膊时白块明显。其间患者因事外出，断续治疗至9月底，气血虚心下有明显改善，失眠症反复。调治时好转，

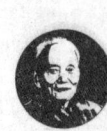

外出10余天即反复。

总结：对于年久不愈的顽固慢性病，患者要有配合治疗的耐心，医患双方配合才能攻克顽疾。

(11) 肺气肿

郑某，男，46岁，长安县人，2012年6月12来本中心初诊。患者主诉：肺气肿，双下肢沉重无力。

诊断：肺气肿。

治疗方案：香灸双下肢，热腾督脉，辅以按摩双下肢。第3天，患者感觉睡觉好了，腿部沉胀感消失。第7次调理时，增加拔罐，拔大椎、肺俞、命门。一个疗程结束时，患者感觉双下肢活动自如，有力。

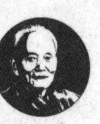

第三章 合术治疗疑难杂症

第一节 配伍组合，多管齐下

1

似乎在调理治疗慢性病、疑难杂症过程中，常常体会到"华佗无奈疑难病"的心情，那就是对于慢性病、疑难杂症用一种方法、一种药物似乎总是没有办法根除的困惑。无论是中医还是西医，在调治过程中都难以走出"按下葫芦漂起瓢"的怪圈。

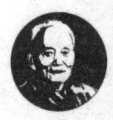

我父亲多年的探索研究刘氏圈疗就是在寻找走出这个怪圈的突破口，他在一篇论文里这样写道："内病为什么可以外治？因外治之理即内治之理，外治之药即内治之药，所异者法耳。内服药须先从口入胃，经消化系统分别清浊二气，再通经走络，将药气输送脏腑及全身。这里，药物糟粕无法进入经脉，故传输者，实际上是药物的气味，而非药物本身。外治法呢？客观存在是通过贴、照、敷、涂、烙、烤等手段，使药物切于体表穴位甚至进入肉理之中，同样能将药物的气味渗透皮肤直通经脉，达到医治内病的目的。人若生病不外乎气滞血凝，阴有寒湿、阳有燥热而已，病邪从外入、从内生。人体是一个内外统一的有机整体，表、里、内、外、上、中、下四肢百骸是不可分割而相互联系的，内为阴、外为阳，互为因果，阴中有阳，阳中有阴，知阴见阳，反之亦然。内脏疾病必现于体表，体恙病必波及内脏，治阴由阳入手，通阳便治阴。"

在这个理论基础上，在先父医学思想的指引下，我提出了"刘氏圈疗配伍组合调理治疗"新概念，并研究制订出"三步调理＋五步治疗＋综合养护"的精准化调理治疗技法操作体系，在理性辨证、辨病的基础上，多靶向精准调经脉、活气血，从而达到调阴升阳，使阴平阳秘而达解病除症之目的。

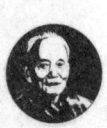

(1) 胆结石、胃病、糖尿病

朱女士，65岁，患胆结石、胃寒、肩周炎、糖尿病、高血压。2012年12月12日来调理治疗。主诉：心慌，头晕，肩痛、胃不舒服。

既往史：患者在当地医院多次求治，常常是此病缓解彼病发，始终不得根本性的好转。

诊断：胆结石、胃病、糖尿病。

调治过程：根据其体质情况，调理师采用香灸和贴膏配伍调治。香灸：从大椎至尾椎；贴膏：背部五贴。首次调理时，肩井、肺、肝瘀滞很重，脾腰部有大白斑，出现刺痛痒感，整体红色重。之后香灸扩至督脉两侧、右侧肺经、背部等部位，化瘀排毒效果明显。调理至第10次时，病人感觉腰部疼痛减轻、肩颈好转，血压忽然增高现象消失。经两个疗程调理，患者胆结石、胃寒、肩周炎基本好转，糖尿病、高血压有所缓解。

(2) 肩痛

张某，女，长安县人，50岁，2013年4月来到调理中心求治。主诉：肩疼痛三年余，疼痛厉害时坐卧不宁，整夜不能入眠。

既往史：数次到当地医院治疗，服镇痛药后短时缓解，几天后疼痛如初。

诊断：肩周炎。

调治过程：香灸命门、长强、风市、血海、足三里。贴膏：肩颈、肺俞、双侧肩胛骨。第 3 次调理后，患者反应睡眠好转，咳嗽减轻。第 4 天始，增加揉术，按揉至阳、肺俞、大椎。第 5 天，灸、贴、揉穴位不变，分量不减，再增加拔罐，各种不适明显减轻。

一个疗程结束时，患者肩痛消失，如释重负。

(3) 月经不调

刘某，女，48 岁，商洛人。自述月经不调，经血少，气血失调，腰疼 3 年。

既诊断：月经不调。

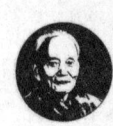

调治过程：调理师以三步法施治。先按摩全身，疏松筋骨；香灸至阳、肺俞、大椎、命门、长强、神阙、关元、气海。膏贴：肝胆脾胃，肩颈、肺俞、臀部、小腿、脚踝。第二次调理时，香灸、膏贴位置不变，增加揉术，揉命门、长强、神阙、风市、膝关节委中、足三里。第五次香灸时，毛孔容易打开，针刺感觉明显，患者对冷敏感了，右手、脖子、大腿、脚踝有排寒现象。患者反馈：香灸热感明显变大。一个疗程结束时，患者感觉肚子变温，整体情况变好。调理师建议患者带妇宝宁两盒，在家自行调理。

返家两个月后，患者电话告诉调理师，月经正常，腰疼大为缓解。

按：月经不调是妇女常见的病症，主要是由于肝脾肾及冲任二脉的气血不调或虚或瘀，造成血海溢蓄失常。通过对选定穴位的调理，温经养脉，调理气血，梅花香灸10～20天即可痊愈。

(4) 经络不通

王某，男，41岁，2015年2月3日来调理中心求治。自述后背疼痛，夜不安寐。

既往史：以往背部隐隐作疼，未曾介意。无治疗史，无病变史。

诊断：腰背部疼痛（身体寒重，经络不通畅）。

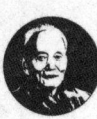

调理治疗过程：初期以揉术、香灸、贴膏三步调理法施治，以揉术疏松背部筋骨，香灸大椎、肺俞、至阳、命门、长强、神阙。初期着重排湿气，通经络，此期间可见患者湿气很重，命门周围尤重。第五次调理时，增加圈疗，画圈后患者犯困，前胸后背发红发痒。圈疗三次后，胸闷、气短、心慌、发晕、沉闷。第五次时，五官九窍发冷，全身由内而外排寒气、凉气，有肠鸣现象，感觉良好，后背发热。

这种状况一直持续到第五个疗程后几天，颈部、耳朵、前胸、后背发红，颈部利湿消肿（出水）。患者背部疼痛消失，感觉全身有力。

(5) 失眠

张某，女，30岁，西安某高校老师，2014年7月来本中心求治。自述10年前开始失眠，重则彻夜难眠，以至于疲乏、头痛、消瘦，四处求医问药均无明显改善。

既往史：长期以安眠药促眠，晚上最多睡2～3小时，已成顽症。医院诊断为"失眠"。

诊断：顽固性失眠。

调治过程：通过朋友圈了解到了刘氏圈疗，于是抱着试试看的心情来调理。调理师综合判断认为，该患者气血生化之源不足，长期气血虚弱，而致血不养心，心神失养，遂以揉术配合香疗。两个疗程后，顾客失眠症状大为改观，晚上可睡5个多小时。随后配合做头部圈疗，两个月后失眠治愈，顾客面色红润，体重增加。

第二节　三步调理，五步治疗

1

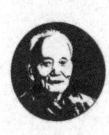

什么叫三步调理法？就是刘氏圈疗的三种技法刘氏按摩术＋梅花香灸＋平消康福膏。

第一步，先用刘氏按摩术对全身或调理部位进行疏松，散瘀堵以缓解不适之处的痛苦。

第二步，用梅花香从至阳穴沿督脉开始进行香灸，由表及里刺激穴位，从而激活人体最大的阳经——膀胱经，并激活与之相对应的脏腑反射区和穴位点（因为人体背部挂着五脏六腑，背部肌肤也是距离五脏最近的部位）。同时，施灸过程中将药力层层渗入，既能调气血、平阴阳，又能软坚散结、疏通经络、排毒素。

第三步，贴膏。把平消康福膏涂在皮肤各部位或穴位点，使多种中药的药性通过皮肤渗透和传感药气直达病灶，进一步软坚散结、消炎止痛、化瘀活血。

三步调理法的特点是把刘氏按摩＋梅花香灸＋平消康复膏的优势及功效叠加，全面有效地治疗疾病。

什么叫五步治疗法？

五步治疗是在三步调理的基础上再加上圈疗或妇宝宁（或其他刘氏系列制剂），即刘氏按摩术＋梅花香灸＋平消康福膏＋圈疗＋妇宝宁（或其他刘氏系列制剂如腾宝等）。

第一步，调理前先对体质进行判断，若人体元阳不足，则要通过按摩术来提升人体正气，为下一步的整体调理治疗打好基础。

第二步，正气充足情况下，进行画圈治疗。画圈是对身体的系统调理。即用毛笔蘸药液在人体表皮上画内外双圈，外圈主要用于对病症的定位，内圈主要用于对病灶的剿灭。

第三步，香灸内圈的排气孔，协助圈药将毒素迅速从此孔逼出来。此步骤是对圈药药效的进一步增强，因为香灸产生的热力能将圈药的药气、梅花香的药气快速导入到病灶处，最大化地发挥了药性，起到快速剿灭病灶的作用。

第四步，通过麻纸做引，将膏药贴敷在排气孔，作用主要在于以下两点：一是在圈药和香灸的作用下，将毒素排出到排气孔，此处较周围皮肤毒素的含量高，所以利用膏药继圈药、香灸后对毒素进行第三次剿灭，深度清理，快速实现祛邪扶正的目的。二是防止自然界中的外邪闯入，因为在圈疗和香灸的时候，人的皮肤毛孔是打开的，身体内部正处于调动全身气血能量围剿病魔的状态，对外界的防御就相对少点，此时，若外界环境恶劣（如空气污染、气候恶劣等），很容易让外邪进入体内，影响治疗的效果，所以用膏药贴敷可起到双向作用。

第五步，根据不同病症的需求，配以其他药物或技术调理治疗，增强消病的力度和速度。如对于有妇科病的患者，在进行调理治疗时，可配合我们的妇宝宁同时应用。对于脾胃虚弱者，可配以刘氏养生三仙茶。

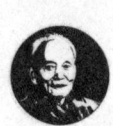

对于宫寒、痛经、子宫内膜异位症者，可配合女用腾宝。对于肿瘤病症可能会用到我们其他一些内服药或秘方（如蜈蚣鸡蛋、蒲公英等）。

2

关于三步调理、五步治疗配伍组合疗法，我还有以下思考，写在这里，请中医药同行及专家指正。

按此法的性质与特征可命名为"2＋1生命线条调理疗法"。其内容包含：二元一次筋骨解疼法，任督二脉疏通调理法，四肢筋、骨、脉疏松调理法，整体贯通疏松调理法。

2＋1生命线条调理疗法步骤：梅花香灸、按摩术组合＋1贴膏、2圈疗、3腾宝、4妇宝宁，调理治疗人体局部及整体筋、骨、脉症状，梅花香灸、疏松术组合＋1、2、3、4配伍组合疗法，简称2＋1疗法，或2＋1生命线条筋、骨、脉配伍组合调理法。

该疗法适合调理治疗三高症、各种慢性病、疑难杂症及亚健康调理养生，同时对面部美容、痤疮、白内障、鼻炎等均有较好的效果。

2＋1生命线条调理疗法重在调治"人中的病、病中的人"，奇妙的配伍组合、独到的调治效果、特色的技术操作，另僻蹊径的调理治疗思路，展示了该疗法强大的生命力，这是刘氏圈疗体系外治疗法重大创新！

居住北京的叶先生，今年81岁，于2015年11月上旬来西安，找到刘氏圈疗理疗中心。据先生所述：两年前脖子左侧、耳后出现约方寸大小的痒块、两腿腿肚子也出现同样痒块，瘙痒难耐，影响日常生

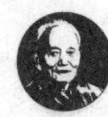

活。在北京几家医院断断续续治疗近两年，没彻底解决问题，无奈之下才想到来西安找刘氏圈疗。

我为叶先生看过后，告诉他：此痒块并非皮肤表面疾患，而是身体内部气血瘀滞在局部区域表层的体现。痒块只是在皮肤表层可以看到的，皮下、肌肉深处还有更多的瘀滞毒素。痒块的出现并非坏事，它为排毒祛毒打开了一扇窗口。只需贴刘氏圈疗的平消康福膏（即原来的消瘤膏）20次，即可痊愈。叶先生在西安停留期间，我为他贴了3次，初次有眩晕感。一周后返京，给他准备了膏药并叮嘱了贴法及注意事项。

2016年3月初，叶先生来信说，他的疾患在春节前就已经治愈，又观察了一个多月确定彻底消失了，才写下这封信。对此，叶先生感慨万分。他早在1988年就认识我父亲，因当时刘氏圈疗在北京引起轰动，当时在北京应用物理与计算数学研究所工作的叶先生还撰写了《圆圈的奥秘》一文，收录在《癌瘤克星——神圈刘》一书中。时隔28年后才亲身体验"消瘤膏"的功效，叶先生怎不感慨良多呢？他写道：我现在才体会到刘老先生当年说"杀鸡要用牛刀"的道理，才体会到消瘤膏拔除气血瘀滞毒素的独特威力！

第三节　"调、活、促、除"四字经

1

"调、活、促、除"四字经，是刘氏圈疗特色体系疗法的基本要素，是我们在调理治疗慢性病、疑难杂症及亚健康人群方面的最新研究成果。

调理免疫系统,治疗体质病症,这是刘氏圈疗系列外治法调理治疗慢性病、治已病、防未病的基本原理。刘氏圈疗体系疗法对各类体质状况、各种不适之症都有自愈调理作用,因而,刘氏圈疗具有鲜明的广普性、实用性、自医自疗的特性。

梅花香灸通阳祛风,调中和血,由表及里由里及外,通气散热、散寒、排湿,达到平衡体质的效果。由局部调节平衡,畅通周身气血流通,平衡体质温度、气血平和,由此实现体质内外温度平衡稳定,气血正常运行,促进局部病症转化。这样的修复改善需要一个漫长的转化过程,需要耐心,病症生成过程复杂而漫长,治疗过程不可能一蹴而就。

一体多病、慢性病是长期瘀堵于人体内的瘀肿结节造成的病理症状,所以调理治疗也需要一个过程。按病症反映区分轻、重、急,轻者需20天左右,重则治其本,需要30~60天;急则分段调理,先治其表,缓解症状,再谋治本之法。

(1) 全身调理

张某,女,47岁,2013年9月来本中心求治。主诉:腰椎间盘突出,腹痛,右侧腿部不适,腹胀,右侧头部昏沉已有半年。

既往史:无病变史。

判断:经络瘀阻。

调理过程:根据其身体多个部位不适情况,以梅花香灸进行全身调理,在此基础上,配合头部和腰腿部按摩,同时外贴平消康福膏。第一疗程结束时,患者感到腰疼缓解,腿足部热感强;第二个疗程结

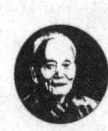

束时，腰腿基本恢复正常，大小便正常，腹胀感消失，头昏沉症状好转，三个疗程结束时，全身轻松，精神愉悦。

(2) 牙痛、肩周炎

丁某，男，74岁，咸阳市渭城区人。牙痛、肩周炎持续五六年之久，牙经常痛，一痛脸就肿胀。打消炎针暂时解决问题，过一段时间又复发，断断续续治了5年，一直除不了病根。于2014年3月来本中心调理。

既往史：既往有肩周炎、牙痛病史。

诊断：肩周炎。

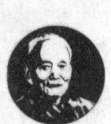

调理过程：重点香灸上焦部位的相关穴位。第一个疗程结束时有一红色结节突出，再配合使用平消康福膏和圈疗。第二个疗程，牙痛缓解。第三个疗程结束时，牙不痛了，脸不肿了，多年的肩周炎引发的疼痛也减缓了。

(3) 月经不调

刘某，女，48岁，2015年7月14日来中心初诊。主诉：月经不调，经血少，气血失调，腰疼3年。

既往史：既往体虚，有腰痛病史。

调理过程：以按摩、香灸、贴膏配合调理。按摩全身，疏松筋骨，香灸至阳、肺俞、大椎、命门、长强、神阙、关元、气海。膏贴：肝胆脾胃区，肩颈、肺俞、臀部、小腿、脚踝。第二次调理，香灸、贴膏位置不变，增加揉术，揉按命门、长强、神阙、风市、膝关节委中、足三里。香灸时，患者针刺感觉明显，对冷敏感，右手、脖子、大腿、脚有排寒现象，香灸热感明显变大。一个疗程结束时，患者感觉腹部变温、整体情况变好。

(4) 胃病、脂肪肝

王某，女，52岁，胃病史20多年，没有正规治疗过。2015年初发觉形体肥胖明显，去医院检查患脂肪肝，2016年3月2日持医院检查证明来到刘氏圈疗调理中心。

既往史：2015年到当地医院求治，无明显疗效。

诊断：脂肪肝。

调理过程：针对其胃病、脂肪肝制定综合调理方案，施以圈疗加贴膏。画小圈至第3天，王某整个上焦发痒，耳朵发胀、发红，全身起红疹。第5天画大圈，肺俞、肩颈、锁骨处红疹明显，肩膀、胳膊处在画圈时感觉有凉风。耳朵处肿胀减轻，上焦痒明显。画完圈后额头出汗，患者说自己从没有出过这么多汗。之后几天里，画大圈时后背、肩膀、胳膊、小腿、脚面有凉风感，耳朵处肿胀减轻，自我感觉腿部、脸上皮肉有紧致感。睡眠好，食欲正常。第8天，自己时时感觉脸上肌肉有紧致感，脚面有凉风，腿变细，感觉腰部肉减少。

(5) 腰腿疼病

悠某，女，66岁，2015年10月来调理中心，主诉患气管炎多年、腿疼、腰疼。

既往史：既往有腰痛、气管炎病史。

诊断：咳嗽、咳痰，伴有气喘。

调理过程：咳嗽、咳痰，伴有气喘等症状，若不及时调理治疗，到冬季会病情加剧，遂以按摩、香灸、贴膏调理三步调理法施治。按摩全身，香灸命门、长强、神阙、风市、足三里、膝关节等穴。贴膏：

臀部、胳膊、大小腿、脚踝，第 4 次调理时加腾宝热腾臀部。从第 4 次调理之后，每次调理，患者都感觉身体特别轻松。经 10 次调理之后，患者离开调理中心时，说腰腿疼减轻，走路有劲了。

(6) 急性盆腔炎

魏某，女，48 岁，西安市某单位干部。自述腹痛伴下腹坠胀，同时腰骶酸痛，白带增多，于 2012 年 3 月来调理中心求治。

既往史：医院诊断为"急性盆腔炎"，治疗效果不明显。

判断：急性盆腔炎。

调理过程：施以香疗，以督脉为主，配以太溪、京门祛湿热，再以妇科要穴子宫穴、三阴交、足三里、气海止腹痛，扶正气，仅三天症状基本消失，小腹部红白相间的斑块变浅消退。之后接受调理师建议，带药回家自行调理。

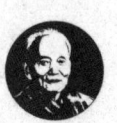

(7) 老年性阴道炎

林某，女，58 岁，西安市人。一年前出现了阴道分泌物增多，为脓血性白带，味臭，同时伴有外阴瘙痒和灼热感，2014 年 6 月 10 日来本中心求治。

既往史：既往体健，无病变史。

诊断：阴道炎。

调理过程：病症明晰简单，患者回家使用妇宝宁和腾宝自行调理便能很快治愈。调理师讲解了妇宝宁和腾宝使用方法并叮嘱了注意事项后，患者回家配合使用了两盒妇宝宁和两个腾宝之后，一月后来电说白带减少，气味变淡，之后又坚持使用了半年后，症状全部消除。

(8) 盆腔炎

魏某，女，48岁，西安市人。主诉腹痛、下腹坠胀、腰骶酸痛，白带增多。2012年9月来刘氏圈疗调理中心求治。

既往史：无病史。

诊断：盆腔炎。

调理过程：以香灸配合腾宝治疗，香灸以督脉为主配以太溪、京门去湿热，以及妇科要穴子宫穴、足三里、气海止腹痛、扶正气。治疗三天后症状基本消失，小腹部红白相间的斑块颜色变浅、消退，后在接诊技师的指导下带药回家继续治疗。

第四章 刘氏圈疗养生新法

第一节 崇尚大自然——养生之道

1

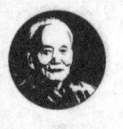

"养生"一词是中国人发明的,最早出自春秋战国时一本叫《管子》的书,意思是保养生命。几千年来,养生成了门大学问,其中包含了中国人的养生观念和处事方法。简单说,养生,就是指通过各种方法颐养生命、增强体质、预防疾病,从而达到延年益寿的一种医事活动。所谓生,就是生命、生存、生长之意;所谓养,即保养、调养、补养之意。养生就是保养生命的意思。

从古至今,我国的养生保健从内容到方式都在不断地探索发展,养生保健的内容非常丰富。我们简单地归纳一下,养生保健大致包括四季中的生活起居、饮食调养、身体锻炼、精神养护、克服不良习惯、注意生活节制等方方面面。按照中医养生理论和方法,重要的是顺时养生、顺个人体质特征养生。顺时就是顺四时而适寒暑,顺个人体质特征就是选对适合自己年龄段、身体状况的方式养生。这是中医养生一条极其重要的原则,适应四时阴阳变化规律,养生方式适合自己体质,才能达到养生保健的目的。

大家都知道，当今中医养生方法五花八门，令人眼花缭乱。对于普通百姓而言，究竟哪种方式适合自己，大家知道的很少，有的盲目跟风，有的茫然不知所措。如何选择一种适合自己的方法？

养生分三种，主动、被动、病后，这三种养生状态的结果有很大的不同，但即便是被动或病后的养生也为时未晚，关键是要规范，要持之以恒。养生不要脱离实际，要从生活的基本条件和自身身体状况上进行调养，方能延年益寿。

多年来，刘氏圈疗一方面倡导养生新观念，一方面探索研究适合广大群众、切实有效的、易操作、易推广的养生保健方法。

刘氏圈疗养生法有以下几个特点：

（1）植根于传统养生学的理论基础，以"天人相应"、"形神合一"的整体观念为出发点，认识人体生命活动及其与自然、社会的关系，强调人与自然环境及社会环境的协调，讲究体内气化升降，以及心理与生理的协调一致。

（2）强调综合防病养生保健，强调"个体个疗"，有的放矢，体现中医养生的动态整体平衡和审因施养的思想。

（3）以刘氏家传绝学香灸、贴膏、按摩术、抻筋拔骨操等组合手法疏通经络，保障经络畅通，则气通血畅，脏腑气血平衡，从整体上提升人体健康水准。

（4）"简、便、廉、验"，操作简单，人人可学，一学就会；因地制宜，就地取材，方便大众；低成本、低费用，效果明显。

近年来，刘氏圈疗推出了一系列养生保健方法和规范、标准的操作技法，在全国各地推行了一系列有声有色的养生保健社会公益活动，团结了一大批"圈粉"，靠实实在在的效果赢得了大家的信任。

2

今天,人民群众的生活水平日益提高,越来越多的人汇入了中医养生的大潮。中医养生最重要的一条是什么呢?遵循自然。《黄帝内经》揭示了四季阳气变化的规律:春生,夏长,秋收,冬藏。告诉我们阳气在春季生发、夏季成长、秋季收敛、冬季潜藏。人类要"顺四时(季)而适寒暑",与自然和谐相处,成为自然的组成部分,便能从大自然里获得力量,使生命生机勃勃。

遵循自然的中医养生首先要养成好的生活习性,主要有以下三点:一是要讲四时,大家知道一年有四时,可是一天也分四时你知道吗?大致可这样划分:3~9点是一天的春季,9~15点是一天的夏季,15~21点是一天的秋季,21~3点是一天的冬季。知道了一天中的四季,你就明白为什么我们的祖先提倡早睡早起了吧?二是饮食要有节。《黄帝内经》讲:吃得少补气,吃得多伤气。很多人通过适当减少饭量,变得气色好看、身体有劲,连走路都变轻快了。三是心态平和,心为君主之官,君主明则群臣安。心态好不好,对人的健康有着至关重要的作用。

为什么有些人退化衰老显得快一些,而有的人则能使身体保持较好的状态?这里有多方面的原因。除了每个人本身体质强弱的区别,还有个很关键的因素,不良的饮食习惯、生活习惯,以及不善于调整心态而带来不良的情志变化,这些,对人的健康都有影响。

随着年龄的增长,人体会出现这样那样的疾患,这是因为体质各大系统出现了问题,需要从整体进行调理才能解决。如果单独调理局部,也许能一时见效,但有些暗藏的疾病无法解决。这就是为什么很多人到了一定年龄后原先的一些小毛病渐成大患的原因,吃药打针也不会有明显的效果了。

人的先天体质是不一样的,同样的方法治同样的病,有的人见效很快,有的人却迟迟没有动静,有的人病愈之后还会出现反复,这一切都和个人饮食、环境、心态、情志相关联,医者无论是寻诊还是指导养生,都要全面地分析个人特征,真正做到个体个疗,取得好的效果。

人的体质调理是养生领域的新课题,我们在长期调治过程中发现人生病很大程度上是免疫、自愈系统的问题。气血通畅则百病不长。在日常生活中,要多注意观察自己的体质变化,及时调理,就不会产生瘀滞、阻塞,继而引发疾病。

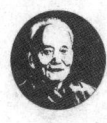

调理养生,提升自身免疫自愈功能是一个漫长的过程,大病重病患者需要120～200天,才能实现理想的功能性恢复。刘氏梅花香组合疗法采用香灸和贴膏,进行深度化瘀祛邪,帮助身体恢复。

随着年龄的增长,身体免疫的功能逐步降低。刘氏梅花香一项很重要的作用就是促进人体的细胞修复,保持气通血畅,调节内分泌,从根本上进行调理养生。

养和补是有区别的,而且差别很大。补是养的一种方式,养的方式太多了,食养、环境养、情绪养、性格养、教育养等等,只要选对了合适的方式,慢慢进行改变,对营养的补充就能跟进。所以,养,才是第一要素。我们祖先讲养生,真的是太高明了。养生,养生,养育自己的生命。调气血,养五脏,通经络,是正本清源的养生理念,这也是刘氏梅花香系列配伍组合疗法养生保健"调治未病"的理念和基本方法。

我父亲在行诊过程中常对我说,人的五脏六腑是挂在背脊骨这里的，也就是挂在督脉上的，督脉是总督，督促人体精、气、神，也就是调节一身阳经气血。督脉为"阳脉之海"，人体一身阳脉的气血都与督脉相关并受督脉调制。督脉调节功能失常时，必然导致各阳经气血失常，相关脏腑部位及组织就会出现病理情况。所以说，无论是治病还是养生保健，都要从调理督脉上做起。这不仅仅关联五脏六腑，督脉健、阳气足，还能加强脑髓和肾脏功能。督脉行脊里，入络脑，又络肾，与脑、髓、肾关系密切，在加强脑、髓、肾功能的同时，亦能反映脑、髓、肾的生理功能和病理变化情况。

养生绝不是等到出现病症后才来保健养生，而是要处处时时注意养成好的生活习惯，注意学习对自己身体有宜的养生知识。

3

人体无形的疼痛（经脉、筋、肌肉粘连所造成的按压疼痛点）实际上有些早已在人体内形成，但因为你不动它刺激它就没有反映，平时有不适也因为不影响饮食起居而引不起人们的足够重视，实际上这就是三高症、慢性病、一体多病的根源，也是人体恶性病产生、发展的的根本性因素。

综上所述，各种慢性病的生成主要是因人的气血、经络的瘀堵，当务之急是清理体内滞留物质，加强局部的新陈代谢功能。所以，我们在帮助人们调理治疗、养生的过程中，还要引导人们提高对人体生病成因的认识，把复杂的问题简单化，让人们懂养生、会养生。

我们的身体可以分为以下几个部位：头面部、颈项部、腰背部、胸腹部、四肢部。在经络腧穴中，每一个部位都有一个主管的穴位。

面口部：合谷；头项部：列缺；腰背部：委中；腹部：足三里；心胸部：内关；小腹：三阴交。如果出现某个部位的病症，可首选相关穴位自行按摩。

要记住，人体有几个穴位具有增加气血、强壮身体、提高人体免疫力的作用。刘氏梅花香灸常常就是先从这些穴位施灸，以刺激穴位。足三里：对心脑血管疾病、消化疾病具有预防作用；神阙，是人体先天的本源，生命的根蒂，对消化不良、腹泻、虚喘等病症有防治作用；关元，是男子藏精、女子蓄血的地方，是保健重穴，在这个穴位调理腹部的虚寒特别有效果；气海，古人云：只此一穴暖全身，是个重要的保健穴位；命门，具有强壮下焦的作用，治疗男女生殖系统方面的疾病，被称为生命之门，动力之源。其他如风市穴和风门穴，也都是施灸的主要穴位。

经络腧穴刺激，在伸手可及的部位推、拿、按、揉、敲等手法来刺激经络，在重点穴位区域多按揉一会儿，一分钟为宜。如脾经的太白、三阴交、阴陵泉、血海等，胃经的内庭、上下巨虚、足三里、天枢等，发现有压痛或节结、条索状物，就更需要多按摩，每天坚持按摩。

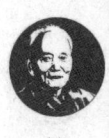

4

整体系统性调理对长期慢性病效果很好，对各种慢性病及疑难杂症进行有效的整体全面调理，是刘氏梅花香灸的最大优势。

刘氏梅花香灸治疗程序：

（1）调理期：观察、询问、改善；

（2）调治期：探索、变换、渐进；

(3) 治疗期：深入细察，调整，巩固。

刘氏圈疗外治体系配伍组合疗法之所以在治疗和养生领域都有极好的功效，其奥秘就在于把调理、调治、治疗紧密结合，密切关联，步步为营，真正做到系统、整体、全面的调理治疗。

第二节 培浩然之气——养生之本

1

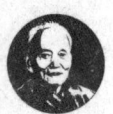

人们常说，人活一口气，实际上是人活三口气。

第一口气叫"真气"，是不可再生的资源，一定要珍惜。真气也叫元气，是人体的原始之气。元气来源于先天，即在胚胎形成之时，禀受于父母的肾中精气，是元气的先天基础。出生以后，又依赖后天水谷之气的培育，以保持元气的充足。元气藏于肾中，实即为肾气，并以三焦为通道，流布于全身，凡脏腑、经络等组织器官无所不至。元气的生理功能有二，一是推动和调节人体的生长发育和生殖机能，二是推动和调控各脏腑、经络、形体和官窍的生理活动。

第二口气叫宗气，又名大气。宗气是人体后天的根本之气，积聚于胸中（心肺），故称胸中为"气海"，又名"膻中"。宗气积聚于胸中，贯注于心肺，分布在心、脉、肺和呼吸道。胸中既是宗气生成之处，又是宗气分为营气、卫气输布至全身的出发点，所以宗气是人体后天的根本之气。宗气是由肺吸入的自然界清气和由脾吸收转输而来的水谷精气在胸中相结合而生成，因此，肺的呼吸功能与脾的运化功能正常与否，直接影响着宗气的盛衰。宗气的主要功能有二：一是温养心脉，以维持其运行气血的功能，称为贯心脉以行气血；二是温养肺脏和呼吸道，以维持其呼吸和发声的功能，称为出喉咙而司呼吸。

第三口气，营卫之气。营气源于脾胃运化的水谷精微，由其中的精华部分所化生，并进入脉中而运行，荣养于全身。营气的功能是化生血液，并营养周身。营气与津液调和，共注于脉中，化成血液，并保持血液量的恒定。营气循血脉流注于全身，到达五脏六腑、四肢百骸，使之均得到营气的滋养，以维持其正常的功能活动。

气、血、津液是构成人体的基本物质，是脏腑、经络等组织器官进行生理活动的物质基础。其中"气"是不断运动着的具有活力的精微物质，气聚合在一起便形成有机体，气散则形体灭亡。人体的气，从整体上说，是由肾中精气、脾胃运化而来的水谷精气和肺吸入的清气所组成，在肾、脾胃和肺等生理功能的综合作用下生成，并充沛于全身无处不在。血液的循环运行，津液的输布和代谢，都要依赖气的激发与推动，方能维持正常。

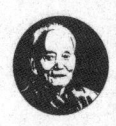

大家要注意的是，气血是"气"和"血"的共同体。气能生血并推动血液的运行，促进津液的生成、输布和排泄，所谓气推血行就是这个道理。既然气血如此重要，那么如何使人体的气血保持充足呢？很多医生习惯给人药补或者食补，当然也不失为一种办法，但绝不是唯一的，更不是最好的办法。刘氏圈疗一向倡导的是学习继承我国古老中医养生精华理论，用传统自然方法养气血。道家认为，上药三品，神与精气。可以说，养生的三大法宝就是养精、养气、养神。

对于我们广大百姓来说，在日常生活中，能做到正常的饮食起居，保持乐观的心态、坚定的意志，树立正确的人生理念，坚持适当的运动、锻炼，即是养气血的好方法。

气血是生命活动的根本和动力。宋《圣济总录》提出了"人之有是形也，正因气而荣，因气而病"，足可见气的变化直接关系着人体的盛衰。经络系统是人体的总控制系统，是保持人体健康长寿的关键。经脉是"气"的通道，气的生成，有呼吸和皮肤呼吸而进入人体的空气，有进入体内的食物所产生的内气。

气血不是补来的，而是日常养出来的。气血不足是五脏失衡所致，所以我们必须调五脏这个根，圈疗系列配伍组合调理法是我们调理五脏的最好方法。另外，我们又创造出了"脏腑筋骨运行法"，以圈疗组合疗法辅之以脏腑筋骨运行法，形成了调理气血的最佳养生模式。

2

上气接于肺，下气接于脾，一切来源于气，伤元气者伤身。元气来源于五脏之功能，又用于保护五脏。元气的变化不仅与生活工作环境、饮食、气候有关，还与人的心理变化、情志有关。心气足，心血液畅，经络通，气血足。

人们生活在社会中，都会遇到这样和那样的烦恼，这些烦恼过多、过久地积郁于心怀和脑海之中，便会伤及到大脑神经，反映到体内脏腑系统。首先受影响的是肺气，因为人活的就是这口气，为什么有的人常常会被气得面红耳赤，全身哆嗦，话都说不出来，这就是肺气受影响了。气受影响很快就会影响到血的运行，气滞血瘀就是这样生成的，随之就产生了经络不通、瘀滞堵塞的现象，从而出现某些部位的疼痛。正所谓"痛则不通，通则不痛"。

《养生经》说:"阳气若强千年健,阴气若盛必命伤。"清除体内垃圾(阴毒),人的阳气自然而然就会健壮,人的健康也就有了保障。人体内垃圾可分为六种:水毒,常因肺气不化湿、脾不运湿、肾不除湿而成;湿毒,久居湿地易导致脾弱而不运湿,湿邪内生;痰湿,多因脾不健运易生痰,肺不清肃而易贮痰为病;脂毒,久吃肥甘厚味或暴饮暴食,多吃少动而消耗较少,储积较多为患;瘀毒,久病多瘀,外伤致瘀,或郁成瘀,痰壅血瘀,合而为患。过热过寒皆可致瘀;气毒,人体三气包括清气、谷气和元气,气毒是指清气中的毒素为害,常因居住和工作环境及社会环境不良所致。

刘氏圈疗系列组合疗法能有效解除此六毒,从而保障我们的健康。

3

2015年夏季的一天,西安晚报社的一位朋友给我打电话,问我在不在调理中心,然后非常着急地说:"刘董你等着我们,我们马上就到,你千万要等着我们,这可是救命的事啊!"我问有什么急事?他说:"我们报社刘记者在外采访扭了腰岔了气,四肢都僵了动不了,请你急救。"

一会儿的工夫,他们就来了。刘记者我认识,30来岁的年轻人,身高体健,生龙活虎的,这会儿两手僵硬地弯曲,双腿弓着,脚不能挨地,面色乌青,满脸汗水,被两个人抬着进了调理室。听他们讲了事情发生的经过以后,我说,小事情,不要怕,过会儿你接着去采访!然后开始按捏他腰部的几个穴位。

这个过程只用了10多分钟。我说,"下来吧,到外面喝茶。"两个

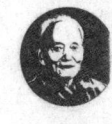

同行者不相信地看着我，刘记者更是以为我和他开玩笑，瞪着眼睛瞅我。我穿上外衣往外走，他们才知不是开玩笑。二人要去搀扶，我说不要动，让他自己下来自己走。刘记者试着举起手，抬了抬脚，然后翻身下地，迈腿走出调理室。

"这太神奇了吧？"来到大厅，刘记者还是难以置信地扭着腰、甩着腿，他的两位朋友也惊讶不已。

我说："神奇的是我们的老祖先，是古老的中医传统文化，我们做中医的只是学而用之。"

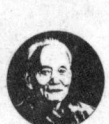

这样的场面有很多次了，不光是在调理中心，有时在参会会场上，有时在行走途中，有时在火车上，常会遇到这种紧急情况的发生。一个中医药从业者，这个时候该出手就出手；也只有在这个时候，人们才会对中医怀着信任敬佩的心情。通常来说，无论是闪了腰，扭了筋，还是中暑休克，在相应的穴位揉捏推拿几分钟立刻见效。

我讲这个事情是想想给大家说说穴位的事，真正有心有志认真养生的人一定要对穴位有一点了解。在这里，我讲一下人体最重要的几个穴位。

在人体所有穴位中，最著名的是哪个穴呢？恐怕要算足三里了。这是一个强壮身心的大穴，经常按压或者香灸，可以调和肠胃、强身健体、益寿延年。《四总穴歌》中说："肚腹三里留。"意思就是说凡肚子、腹部的病痛，都可以通过足三里穴来调理。我们在为患者施灸过程中最最常用的也就是这个穴。足三里在什么部位呢？足三里穴位于外膝眼下四横指、胫骨边缘。从下往上触摸小腿的外侧，左膝盖的膝盖骨下面，可摸到凸块（胫骨外侧髁）。由此往外斜下方，还有另一凸块（腓骨小头）。这两块凸骨以线连接，以此线为底边向下做一正三角形，此三角形的顶点就是足三里所在。足三里还有一层意思，可以通过这个穴对身体进行多种多样的调理。理上、理中、理下，此三理也。胃处在肚腹的上部，胃胀、胃脘疼痛的时候就要"理上"，按足三里的时候要同时往上方使劲；腹部正中出现不适，就需要"理中"，只用往内按就行了；小腹在肚腹的下部，小腹上的病痛，在按住足三里的同时往下方使劲，这叫"理下"。

上仙穴，位于第五腰椎正下方凹处。人体双侧肋弓下缘连线与脊柱的交点对应的是第二腰椎，只要向下再数三个突起就是第五腰椎了。闪腰时按摩上仙穴，效果立现。我给那位记者急救时主要就是按摩上仙穴。闪腰在医学上称为急性腰扭伤，是一种常见病，多由姿势不正、用力过猛、超限活动及外力碰撞等造成软组织受损所致。上仙穴不仅仅对急性闪腰和慢性腰疼有效果，对妇科疾病更是有神奇疗效。我们在对妇科疾病用梅花香灸调治时，也在该穴区域按摩，并辅以刘氏家传制剂妇宝宁，对宫颈糜烂、慢性盆腔炎、下焦虚寒引起的痛经、子宫肌瘤、卵巢囊肿等疗效十分显著。

列缺穴，列缺是肺经上的穴。把你两手的虎口交叉，食指尖端点到的地方就是该穴。凡头上、颈上的疾病就找列缺，治疗落枕尤其明显。另外，诸如头痛，尤其是偏头痛、口眼歪斜、牙痛等，效果也非常明显。由于它在肺经上，所以还能治疗各种咳嗽、气喘、咽喉肿痛等。用列缺穴的手法主要是弹拨，弹拨的手法是在穴位或部位做横向推搓揉动，使肌肉、筋腱来回移动，以有酸胀等感觉为佳。

委中穴，有道是"腰背委中求"，这就是说有腰椎病以及颈椎病时，主要用这个委中穴就够了。委中穴很好找，位于人体腘横纹中点，股二头肌腱与半腱肌腱中间,即膝盖里侧中央。此穴在经络的一个岔路口上,在背部分为两支的膀胱经在这里汇合为一支,继续下行。因此,刺激这个穴位,能振奋整个膀胱经的活力,疏通腰背部的气血。按摩委中穴治疗下肢痿痹、腰背痛、风湿性膝关节炎、小腿抽筋、脖子酸痛、臀部疼痛等,效果十分明显。

人体重要穴位很多,如头部的百汇、神庭、太阳、风池,胸腹部的膻中、鸠尾、神阙、气海、关元,上下肢的肩井、三阴交、涌泉等等,每一个穴位都与人体的健康有着千丝万缕的关联,可以说是人体自带的宝贝。可惜很多人一辈子忍受着病痛的折磨,却从没用过身体上这些宝贝,怎不让人可惜!

第三节　一通百病消——养生之术

1

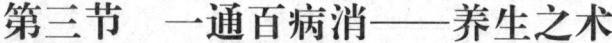

造成人体质变化有多种因素,主要是气血不足,导致经络筋脉不通而逐渐引起,案其原因大多都是因风寒湿邪形成的气滞血瘀。

人体缺阴、少阴、失阴、伤阴,慢性病症产生的机会就多一些。阳是人体的能量,能量靠阴养,阴靠阳长,相互依靠生存,维持着健康。

心为生之火居上,肾为生之水居下,水能升而火能降,一升一降,无有穷矣。从阴阳交感观念看,位于下者,以上升为序;位于上者,以降为和。所以,心火当下降于肾,肾水须上济于心,这样,心肾之间的生理功能才能协调,心与肾功能若能建立这种良性联系,称为心肾相交，上水能制约下火，下火能蒸腾上水，相互为用，心肾交而相和谐，而推动相互作用的功能在于气，气的盛与衰决定于肺气功能的强与弱。所以，调治人体各脏腑功能都是先从气入手，这是我们在对各种慢性病症及疑难杂证调理治疗实践中摸索的经验。

　　道理明白了，目标明确了，方法也就有了。调气血、解疼痛、防衰老，是养生保健的核心，如何从这三方面入手，制定有效的可行方案，是养生保健事业发展的重要思路。这三种要素是根据人们常说的最简单道理所总结的对应方法，其实也就是人们对生命的认识。

　　中医药外治法实际就是刺激疏散身体局部板结瘀滞造成的粘连结节，打通这些瘀滞，方法千万种，哪一种最有效？这是一个见仁见智的问题。但可以肯定的是，刘氏梅花香系列组合疗法及养生体系根据个体制定有效的调理方案，提高人体免疫功能，快速治愈疾病。整个操作简单、有效，便于自疗和他疗。

　　总之，气血循环好，生命方健康。

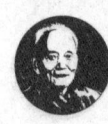

2

　　在日常生活中，大家若留意的话，会看到这样一种现象：有些人从年轻时身体就不怎么好，常见他看病吃药，但参加工作、结婚成家，几十年过来了，却也没见有什么大的疾患。这是由于他们知道自己体质状况不是很好，所以比较注意，一有变化就看医生，所以始终没有让病症发展成大问题。而一些看起来很健壮，从不看医生不吃药的人有时却会突然出现重大疾患，让人觉得很意外，其实只要留意观察，大家就能明白其中道理。养生的道理与此相同。所谓养生，就是重视平时修养调理，不要等到病症产生了才想起养生。

古人所说的养生就是治未病。

刘氏圈疗配伍组合系列调理治疗养生方法的奥秘可以用四个字表述：调元治表。从人体元气之根开始调起，让阳气更有活力，使气动血行，缓解瘀滞阻塞。这样一来，人体最重要的静、动脉两大重要脉络就活起来了。静动脉络灵活起来，人的体质达到阴阳平衡，疾病就无处藏身了。

人的生病成因是有规律的，只要我们掌握了规律就不难入手。老祖先早就告诉我们一个重要理论："三分治七分养。"这个养就是靠自己。平时大家就医时都会听到一些医嘱，注意冷暖饮食什么的，注意环境什么的，不要把这些话看作老生常谈就不在意，这是很重要的，这就是"养"的过程。

祛除风、寒、湿、邪，一定要调五脏这个根。寒伤五脏，五脏里的寒气通常是通过呼吸道、皮肤、二便排出，当这些通道不能及时排出时，就会形成内瘀，刘氏香灸就是利用热能通过人体皮肤汗腺排除体内风、寒、湿毒。

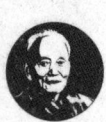

第四节　养生一本经——修行在个人

1

说到这个话题，我先给大家送一副对联：脾能治，气能治，脾气不能治；膏可吃，药可吃，膏药岂能吃？

这副对联是写给那些脾气大爱发火的人的，医生能治你这病那病，却治不了你爱发脾气的毛病，而爱发脾气却是一件对身体极为不好的事情。发脾气者必是先生气后发怒，而经常生气是百病之源。从中医角度来看，生气有9大害处：

（1）使大脑思维突破常规活动，做出反常行为形成对大脑中枢的恶性刺激，会导致脑溢血。

（2）心意难平，不能入睡，神志恍惚，无精打采。

（3）颜面憔悴、皱纹多生。

（4）致甲状腺功能亢进。

（5）因心跳加快出现心慌、胸闷的异常表现，诱发心绞痛或心肌梗塞。

（6）可致气逆、肺胀、气喘咳嗽，危害肺的健康。

（7）致肝气不畅、肝胆不和、肝部疼痛。

（8）使肾气不畅，易致闭尿或尿失禁。

（9）导致胃肠消化功能紊乱。

这不是危言耸听，常生气的后果真的很严重，大家记住这副对联，常思常省，善莫大焉。

人活一世不容易，外有六邪，内有七情，内外攻伐，想不生病都难。说起来，外侵之六邪"风、寒、暑、湿、燥、火"倒还不是个啥事，冷了加衣，热了找凉，谁都会。对一些懂点中医药常识的人来说，学会培固自身阳气，抵挡外侵，就更是全面防守了。可怕的是看不见的藏在你体内的七情：喜、怒、思、忧、悲、恐、惊。此七情与五脏紧密相连，直接影响相应的内脏，使脏腑气机逆乱，气血失调，从而导致各种病证的发生。

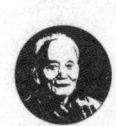

《阴阳应象大论》中说"心在志为喜"、"肝在志为怒"、"脾在志为思"、"肺在志为忧"、"肾在志为恐"。七情致病，主要影响脏腑气机，使气血逆乱，导致各种病证的发生。其中主要有：怒则气上、喜则气缓、悲则气消、思则气结、恐则气下、惊则气乱，还会伤及内脏。七情过激可直接影响内脏生理功能，而产生各种病理变化，不同的情志刺激可伤及不同的脏腑，产生不同病理变化。如《素问·阴阳应象大论》中所说，"怒伤肝"、"喜伤心"、"思伤脾"、"忧伤肺"、"恐伤肾"。

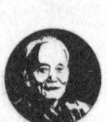

这里着重说一下"喜"、"思"和"忧"。喜，本是好事。好事连连时人会大喜过望，谁会想到"喜"也会摧毁一个人呢？前不久得知，一个朋友的儿子炒股，几天内赚了百万。一周后疯了，送疯人院至今无好转，真是福分祸所伏。"思"也是有学问的，思并非思想，"思"是不及物动词，"想"是及物动词。思是自思，想是相思、他顾，《黄帝内经》上说的高下不相慕，就是有思无想的境界，不相干、不攀比，就省去了很多麻烦。多思少想，就离"忧"远一些。忧伤肺，林妹妹就是忧思太过，成个肺病壳子。

这就是中医所讲的情志。在《中医学》中，人的心理活动称为情志，也就是大家日常所说的情绪，所谓人有七情六欲，这是外界刺激和体内刺激的保护性反映。人的情绪、情感变化对机体生理功能起着协调作用，但任何一种情绪一旦过之就会影响身体运行，造成气滞血瘀，成为致病的内因。

气瘀血滞对人体气血运行、营养供给造成功能性损伤，人开始慢慢出现病症，再加上饮食、情志、环境等不良因素，身体内就开始形成恶性循环过程，体质开始下降。这些病症的形成重要因素道理简单，过程复杂，后果可怕，所以需要人们平日重视，学习一点养生保健知识，调理自己的情志。

一说经络腧穴养生，大家可能觉得太深奥了，养生都不会，还学什么经络腧穴养生？其实不然，所谓经络腧穴养生只不过是提醒大家在日常生活中要注意正确的生活方式，养成良好习惯。这里简单说一下"吃、睡、动、思"四件事：

"吃"，保持均衡的营养

自改革开放以来，我国城乡居民的膳食状况明显改善，同时，居民膳食结构及生活方式也发生了重要变化。1997年，中国营养学会根据我国居民饮食的具体情况，制定出了《中国居民膳食指南》，2007年针对居民饮食结构的变化又进行了大规模的修订。这是一份符合中国国情的平衡膳食指南，概括起来就是我国著名心血管专家洪昭光先生讲的六个字、十句话。

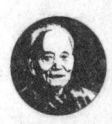

哪六个字呢？就是大家在日常膳食中，要遵循"全面、均衡、适度"的原则。

平衡膳食是指同时在四个方面使膳食营养供给与机体生理需要之间建立起平衡关系，即氨基酸平衡、热量营养素构成平衡、酸碱平衡及各种营养素摄入量之间平衡，要不缺、不偏、不过、不乱，只有这样才有利于营养的消化、吸收和利用。如果平衡失调，也就是膳食不适应人体生理需要，就会对人体健康造成不良影响，甚至导致疾病。当膳食中脂肪热量提供过高时，就会引起肥胖、高血脂和心脏病。蛋白质热量提供过高时，则影响体内氮平衡。相反，当碳水化合物和脂肪热量供给不足时，就会削弱对蛋白质的保护作用。三者之间是互相影响的，一旦出现不平衡，将会影响身体的健康。

哪十句话呢?

第一句,食物多样,谷类为主,粗细搭配;

第二句,多吃蔬菜、水果和薯类;

第三句,每天吃奶类、豆类或豆制品;

第四句,常吃适量的鱼、禽、蛋、瘦肉;

第五句,减少烹调油用量,膳食清淡少盐;

第六句,食不过量,天天运动,保持健康体重;

第七句,三餐分配要合理,零食要适当;

第八句,每天足量饮水,合理选择饮料;

第九句,如饮酒,应适量;

第十句,吃新鲜卫生的食物。

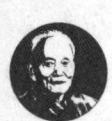

关于健康饮食的说法五花八门,听起来似乎都很有道理,让人或是盲目跟风,或是不知所措。其实,大家只要记住这六个字、十句话,比什么都好。

"动",动静相宜

生命在于运动,这是大家都知道的。但是,对于普通人来说,怎样运动对身体有益?步行、跑步等都是方便可行的运动方式,但无论哪种运动,关键是要坚持,要长时间、规律化地坚持,把运动作为你生活中不可或缺的一部分,才能起到强身健体的作用。

古人云,筋长一寸,寿长十年。我结合自己多年的养生经验和体会,摸索编汇成抻筋拔骨运动操练法。练过此操后,筋骨灵便,肢体灵活,平衡了人体气血运行,加快了新陈代谢功能。数年来,我每天早晨坚持操练,身体健康起到明显作用。

中医所说"形神一体"是指人的形体与精神是相互依附不可分离

的。形是神的居所，神是形的生命体现。形、神则是阴阳不同的属性，形属阴，神属阳。阴静阳动，古人说人的生命是"阴平阳秘，精神乃治；阴阳离决，精气乃绝"，说明白点就是要阴阳协调，保持平衡，则身体健康。所谓动静相宜，就是形体要运动，精神则要宁静，二者相结合，像太极拳、瑜伽等运动就达到这种完美的结合。

"睡"，充足的睡眠

民间有这样的说法：药补不如食补，食补不如觉补。这就充分说明了睡眠对人体健康的重要性。古人养生遵循的是"天人合一"的法则，中医时间学认为晚11点入睡是最好的，因为此时是一天中阴气极旺、阳气初生的时辰，也是十二经脉中肝胆当令的时候，肝胆系统在此时排毒，需要积蓄能量。若此时你尚在酒巴、舞厅或牌桌上狂欢，身体处于亢奋状态，肝胆便没有力量去排毒素，久而久之，导致身体内毒素堆积。其结果可想而知。

"悦"，愉快的心情

这个话题似乎简单，但却是最难做到的。在竞争激烈、生活压力大的今天，很多人长期精神高度紧张，身体的血管、神经、肌肉等组织总不能休息下来，导致机体阴阳失衡，进而变生诸多病症。怎样保持一份好心情呢？只有心思宁静、心气和顺、心地善良，才会不惑、不忧、不惧，才会轻轻松松，保持一份愉快的好心情。

以上四点都是"吃喝拉撒"一类的小事情，是每个人天天都要面对的，只要你心里时刻保持着一份养生的意识，按照正确的方法做这些事情，保持良好的心态，对经络腧穴就起到了养生保健的作用。

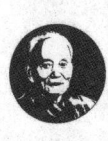

3

对于普通人来说，要做到有效的养生，应该对自己的体质有一点了解。因为不同的体质，要采用不同的养生方法。体质决定了我们的健康，决定了患病之后的反应形式以及治疗效果，所以体质对我们每个人来说都非常重要。中医倡导的体质养生就是顺应体质的稳定性，优化体质的特点，改善体质不好的偏颇。养生要因人而异，有的放矢，绝不能所有人都按照相同的方法养生保健。

中医学把人分为八种体质：阴虚体质、阳虚体质、气虚体质、血虚体质、阳盛本质、血瘀体质、痰湿体质、气郁体质。

（1）阴虚体质，特点是形体消瘦、面色潮红、口燥咽干、手足心热、少眠、便干、尿黄、不耐春夏，患病时则这些特征更加明显。女子月经量少（肾阴虚），或胁痛、视物昏花（肝阴虚）。阴虚体质者要注意补阴，五脏之中，肝藏血，肾藏精，同居下焦，所以，以滋养肝肾二脏为要。

（2）阳虚体质，形体白胖或面色无华，平素俱寒喜暖、四肢倦怠、小便清长、大便时稀、唇淡口和、常自汗出。病时四肢厥冷，或腹中绵绵作痛，或腰脊冷痛或胸背彻痛、咳喘心悸。此体质者要注意温阳祛寒，温补脾肾，因为阳虚者关键在补阳。五脏之中，肾为阳气之根，脾为阳气生化之源，故当补养肾、脾。

（3）气虚体质，形体消瘦或偏胖，体倦乏力，面色苍白，常自汗出，心悸食少，脉虚弱。病时伴有咳喘无力、食少腹胀、大便溏泄，或心悸怔忡、精神疲惫；或腰膝酸软、小便频多，男子滑精早泄、女子白带清稀。要注意补气养气，因肺主一身之气，肾藏元气，脾胃为"气生化之源"，当温补脾、胃、肺、肾。

（4）血虚体质，面色苍白或萎黄、唇色淡白、头晕眼花、心悸失眠、手足发麻、脉细无力。此类体质者不可劳心过度，要注意精神修养，当精神不振、失眠、健忘、烦闷不安、注意力不集中时，要有意识地振奋精神。

（5）阳盛体质，形体壮实，面赤时烦，声高气粗，喜凉怕热，口渴喜冷饮，小便热赤，大便熏臭为其特点。病时见高热，时渴，脉洪大。阳盛之人好动怒，要加强道德修养和意志锻炼，培养良好的性格，用意识控制自己，遇到可怒之事，用理性克服情感上的冲动，多参加跑步、武术、球类等体育活动。

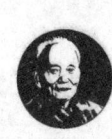

（6）血瘀体质，面色晦滞，口唇色暗，眼眶暗黑，肌肤甲错，舌紫暗，脉细涩。病时上述特征加重，可有头、胸、胁、少腹或四肢等处刺痛，妇女则痛经、经闭、崩漏等。血瘀之人要多做有益于心脏血脉的活动，如太极拳、八段锦、动桩功、保健按摩术等，以助气血运行。要培养乐观的情绪，精神愉快方能气血和畅，营卫流通，有利血瘀体质的改善。

（7）痰湿体质，形体肥胖、嗜食肥甘、神倦、懒动、嗜睡、口中黏腻或便溏、脉濡而滑、苔滑腻。病时胸脘痞闷，咳喘痰多，恶心呕吐或四肢浮肿，关节疼痛加着、肌肤麻木不仁，妇女则白带过多。要注意湿邪侵袭。应长期坚持体育锻炼，散步、慢跑、球类、游泳均可选择。活动量应逐渐增强，让疏松的皮肉逐渐转变成结实、致密之肌肉。

（8）气郁体质，形体消瘦或偏胖，面色苍暗或萎黄，平素性情急躁易怒，或忧郁寡欢，胸闷不舒。病时胸胁胀痛或窜痛，或乳房小腹胀痛，月经不调，痛经，或咽中梗阻，如有异物，或胃脘胀痛，泛吐酸水，或气上冲逆，头痛眩晕。此种人性格内向，神情常处于抑郁状态，要注意调摄情志，培养开朗、豁达的意识，多参加体育锻炼，流通气血。

以上所讲的 8 种体质，不是阴盛就是阳盛，不是寒证就是热证，都不是健康体质，属于亚健康状态。而健康体质叫平和体质，是最稳定的、最健康的体质。在我们国家，只有不到三分之一的人属于平和体质。你在生活中观察一下，那种体态强健、面色红润、精力充沛的人就是这种体质的人。这种体质的人先天禀赋良好，后天调养得当，身心健康。

4

人到了 45 岁以后，就会逐渐衰老，脸上一些部位会出现明显的征，比如法令纹。法令纹是典型的皮肤组织老化，造成肌肉下陷的现象，脸上明显的法令纹会使人看起来严肃、老态，让人有疏远感。第二个，眼袋。眼袋和皱纹一样是人衰老的标志之一，恼人的眼袋会使面部失去均衡与协调，给人一种老态龙钟的感觉。第三个，额头上的抬头纹。抬头纹是岁月给人们留下的痕迹，也是衰老的标志之一。第四个，颈部。颈部的衰老在不知不觉中发生，颈部皮肤比面部更容易松弛，便产生了皱纹。颈部肤色颜色变深，颈部有坠肉堆积，显得臃肿不雅观。

60 岁以后呢？就不仅仅是皮肤、肌肉的老化，更重要的是，细胞开始老化，身体机能开始衰退，感觉到身体不听指挥，渐渐出现一些反常状态。60岁以上的读者回想一下，是不是有以下几种状态：

（1）走路走不直，左冲右突，脑供血不足。

（2）揉眼睛，总觉得眼睛干涩模糊，老想用手揉，出现视力障碍。

（3）行动不便利，担心会摔倒，骨关节退化。

（4）突然变得不想说话，沉默寡言。听力衰退，情绪低落。

（5）突然变得瘦弱（糖尿病、肾病、肿瘤）。

（6）忘记力衰退，丢三拉四（动脉硬化）。

造成这些衰现象的原因主要有以下几个方面：

一是慢性炎症，随着年龄的增长，人体器官产生各种慢性炎症，持续时间较长，常有数月到数年，以增生病变为主，其炎症细胞浸润则以巨噬细胞和淋巴细胞为主，如关节炎、慢性胆囊炎、慢性肾盂肾炎等。

二是钙化作用，钙离子通过细胞膜里的特殊管道进出细胞，由于身体衰老，钙离子进出的通道遭到破坏，导致脑细胞、心血管壁里积聚过多的钙，从而引起各种疾病，包括抑郁症、骨质疏松、冠状动脉硬化等。

三是脂肪酸不平衡，为了产生能量，身体需要脂肪酸，年龄大了以后，必需脂肪酸的酶开始不足，造成心律不齐、关节退化、容易疲劳、皮肤发干等。

四是消化酶不足，胰腺功能渐渐衰减，无法产生足够的酶，导致消化系统功能不全。

五是血液循环系统衰竭，毛细血管的渗透性遭到破坏，大脑、眼睛和皮肤等器官功能衰退，容易出现中风。

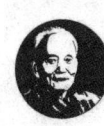

人的老化还有一个重要原因，就是体内缺氧，使肺功能下降，细胞分裂加快，自由基过剩。如果你体内氧气充足，能够保证元气不受损害，那就能延缓衰老。所以，抗衰老首先要调气，增加肺功能。

人体衰老是个自然老化过程，是不可抗拒的自然规律。我们追求的养生就是让这个过程按自然规律来，不要因为一些非客观因素使各种疾患侵袭我们的身体。

第五节　未病先防，已病防变

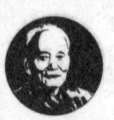

1

防病、养生首先要从养护五脏做起。

为什么刘氏圈疗系列组合疗法和养生体系强调要五脏同调，因为只有五脏协调运行才能保证人体的健康。如果某一器官遭受破坏，那么其他器官也必然受牵连。大家对五脏的特性和养生要有一点了解，平时在生活中多加注意，便会受益多多。

这里简单介绍一下五脏养生的方法。

心　脏腑中最重要的器官，主神志，主血脉，开窍于舌。中医有心"藏神"、"主神明"的说法，一个人只有心功能正常，才能保持神志清晰、精神充沛、思维敏捷，不然就会心悸不安、失眠多梦、健忘痴呆。同时，心与脉密切相关，血行脉之中，依靠心的跳动推动血液流动。倘若血气不足，心血亏少，则脉细弱而致心血瘀阻。为什么说养生先养心，就是这个道理。养心主要是从情志上养，古人云："修心本来无定法，祖师只说吃茶去。日过午过念人生苦短，风乍起，当记心平气和。"饮食方面可以时常把桂圆、莲子、百合、黑木耳等加入饮食中，这些东西益心气、养心阴。

肺 古人把肺称作人体的宰相，肺主气，负责人体内外的气体交换，通过口鼻和外界联通吸取大自然的氧气和食物中的精华，呼出体内的二氧化碳。肺很容易遭受外邪的侵犯，一旦功能衰竭会导致呼吸功能严重障碍，以致不能进行正常呼吸，发生缺氧或二氧化碳潴留，引起一系列生理功能和代谢紊乱的临床综合征，导致智力功能改变，定向功能障碍，出现头痛、失眠、神情恍惚、烦躁、血压升高、皮肤血管扩张等症状。肺时刻都在进行呼吸工作，所以肺的养生从呼吸做起最适宜。晨起做深呼吸，把频率放慢，一呼一吸尽量达到6秒钟以上，就是一种简单易行的养肺方法。日常生活中养肺的食物有玉米、黄瓜、西红柿、梨及豆制品等。

肝 负责协调整个身体的气血运行，维持全身血液的舒畅与通达。如果肝脏出现阴阳失衡，肝气变弱，整个机体就不能正常运行，身体就会出问题。大家知道，最易出现的慢性病中，肝病占的比例很大。养肝要在情志、饮食、运动三个方面同步进行，情志上就是要保持心平气和乐观开朗，饮食上要养成良好的饮食习惯，五味不偏，营养平衡，多吃新鲜蔬菜水果。

脾 脾为心之子，肺之母，在五行中属土，脾主统血，主运化，开窍于口，其华在唇。脾胃被中医称为"后天之本"，是气血生化之源，源头健康了，气血才旺盛，气血旺盛了身体才健康。脾不但运化水湿，还与四肢、肌肉等关系密切，脾的运化正常，才四肢有力，体态康健。健脾和养胃分不开，除了做一些运动和按摩之外，还要注意

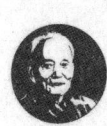

排除思虑，保持恬淡平和的心境，利脾胃食物有山楂、山药等。

肾 肾是"先天之本"，其功能在主藏精、主水液代谢、主纳气三个方面。精是构成人体的原始物质，关系着人的生长发育、生殖能力等。生活中最长见的肾病是肾虚，很多人腰膝酸软，手脚冰凉，头晕目眩，可以说，很多慢性病都是因为对肾脏缺乏保护造成的。日常养肾可从按摩、叩齿、饮食方面入手，入睡前按摩命门穴、腰阳穴，有助于养肾。早起叩齿吞津，排小便时尽量前脚趾用力着地并咬住牙齿，都是有效果的养肾方法，平时多吃核桃、枸杞、黑豆、芝麻等食物。

人体疾病，皆因气血不足，阴阳失衡造成。刘氏圈疗正是从这方面入手，调理气血，贯通阴阳，扶正祛邪，养先天之本，调后天脾胃，固本培元，提升人体正能量。从督任二脉入脏腑反射穴位，调解贯通十二经脉气血，顺畅新陈代谢，保一身之气血能量。

2

大家在求诊或养生过程中，常常听医生说到"虚"、"湿"、"寒"等中医名词，大家有必要对这些名词有一点了解，以便及时调整自身体质。

"虚"的感觉是怎么样？

"虚"的体质感觉是"累，疲劳，犯困，没有精神"等，形成体虚的原因是生活习惯不好与工作压力大。比如一个人经常晚上很晚睡觉，或者说睡眠不好，第二天就容易疲劳。一个人长期超负荷工作，经常烦恼，情绪不好，就更容易让身体疲劳。当一个人经常处于这种疲劳中，器官的机能就开始下降，体质就是这样开始变"虚"。

"寒"的感觉是怎么样?

"寒"的体质是怕冷,怕吹空调,晚上睡觉总觉得冷。当一个体虚的人生活中不注意穿衣,晚上睡觉不注意盖被子,经常吹空调,冲凉水澡,往往就容易让体质受"寒"。

"湿"的感觉是怎么样?

当身体"寒"气越来越重时,身体更容易进入"湿"气,一个身体"湿"气重的人,就像下雨天穿了一件淋过雨的衣服,感觉身体重与不舒服。大家要特别注意,寒湿气进入我们身体的5个主要通道是:

(1) 肩颈部的"大椎穴";

(2) 前胸的"膻中穴";

(3) 肚脐部位的"神阙穴";

(4) 腰部的"命门穴";

(5) 脚底的"涌泉穴"。

从大椎穴进入的寒湿气容易引起肩颈酸痛、肩周炎、颈椎病、头晕头痛、失眠多梦,从膻中穴进入的寒湿气容易引起乳腺肿痛、乳腺管道阻塞、小叶增生、乳腺纤维瘤等症状,从神阙穴进入的寒湿气容易存积在盆腔,特别是女性,当盆腔内的寒湿气重时,就容易引起妇科各种疾病,如妇科炎症、月经不调、经血不畅、痛经、血块、子宫肌瘤、卵巢囊肿、不孕不育症等。

"凝"的感觉是怎么样?

当体内寒湿气时间长了,身体就容易出现"凝"的现象;"凝"的意思是循环慢和代谢慢,身体容易酸,痛,身体不舒服。

"瘀"的感觉怎是么样?

"瘀"的时间长则身体易酸痛、麻木、胀痛、浑身不舒服,时间长

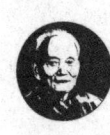

了就容易生病。

显然，以上这些都不是好现象，是一种初期病症状态，或者说是亚健康状态。当我们感觉到这些现象或者是医生提示有这些特征的时候，就要引起足够的重视，运用适当的养生方法进行调整。

在这里，给大家讲一条养生秘诀，虽然简单，却是对每个人都很重要的。在现实生活中，人要注意控制自己的情绪，切记不可生气。因为，常生气会使八大器官受伤：

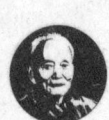

（1）皮肤：生气时会使大脑血液增加的毒素刺激毛囊，引起毛囊周围程度不同地出现炎症，面部出现色斑；

（2）子宫、乳腺：女性生气会伤乳腺和子宫，乳腺属脾胃系统、子宫属肝系统。气上升，会伤乳腺；下沉则会伤子宫；

（3）甲状腺：常生气会使甲状腺功能失调，发生甲状腺机能亢进；

（4）大脑：大量血液通向大脑、脑血管压力增加，此时血液中含有毒素最多，进一步加速了脑部的衰老；

（5）肺：女性情绪冲动时，呼吸会急促甚至出现过度换气现象。肺泡不停扩张，没时间收缩，得不到放松，从而危害肺健康；

（6）胃：生气会引起交感神经兴奋，直接作用于心脏和血管，使胃肠血管流量减少，蠕动减慢，严重时会引起胃溃疡；

（7）心脏：大量的血液冲向大脑和面部，会使供应心脏的血液减少而造成心肌缺血，为了适应心肌缺血的状态，心脏只好加倍工作，加快心跳，打乱规律，引起疾病。

（8）肝：生气时人体分泌儿茶酚胺，作用于中枢神经系统，使血糖升高，脂肪酸分解加强，血液和肝细胞内的毒素相应增加。

3

我在长期的临床中观察发现，很多人在劳动或锻炼中不在意手脚各关节的活动。很多人不懂得，人身体的自主转动、活动频繁的各关节处最容易受到损伤，会给人造成不适，严重时还会影响到日常的工作生活。自我调理方法其实很简单，每当活动以后，做一下手、脚自我调理，拔、揉、按摩手指关节、脚趾关节10分钟，对防止骨关节病、保持关节筋脉的活力，促进血液循环，改善末梢循环很有功效。

骨病冬天治，冬藏春发。冬季不仅是骨关节病的高发期，也是治疗的最佳时期。就人的发病时机而言，冬季是各种疾病的高发期，而春季是病痛的集中发作期，从中医角度讲，冬季全身气血运行比较慢，疼痛发作还不是很明显，而春天万物生变，全身气血运行加剧，天气变化无常，骨关节亦在发生微妙的变化，加上软骨磨损的加剧，各关节的疼痛也就随之集中表现出来，所以说，冬季不抓住时机治疗的话，春天时注定逃脱不了疼痛的折磨。建议骨关节炎、腰腿疼痛、颈椎病、风湿性关节炎以及骨坏死等各种骨关节疼痛患者，要在冬季时早治疗。

第六节　在调理中养生

调理治病首先要调理病人的思想，注重观察了解病人的思想情绪并能与病人良好的沟通。只有把病人的心结打开了，病人对医生充分信任了，并认可医生要采用的治疗方法，在治疗过程中给予密切的配合，那么治疗的效果会出奇的好。调理治疗慢性病不是除不了根，而是容易复发，因为每个人面对的生活环境、饮食习惯的不同及情志影响的变化，对病症形成不同的影响，要让患者明白三分治七分养的道理，细心管理好自己的饮食起居，才能改善身体状况，阻止病情的发展。

人身体各系统组织细胞时刻都在运行变化中，这个过程中不停地生产着坏死的细胞垃圾，这些东西的排泄就是个问题了。平时主要是通过二便、分泌物等排泄，可别把排泄看作简单的小事，一旦出现问题就会给身体带来大麻烦。平时，在养生调理过程中，大家要多注意观察自己身体各器官的一些变化，及时掌握自己体质状态。比如中医认为，口腔与脏腑经络关系密切，嘴唇颜色的变化能反映出身体各种疾病。

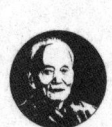

白唇：双唇苍白无色，多发生在气血亏损、阳虚寒盛、贫血、脾胃虚弱的人身上。如果是上唇苍白泛青，多表明此人有虚寒、泻泄、腹痛、畏寒等问题；如果下唇苍白，则有可能是胃虚寒。

红唇：健康的红色应该如白色的绸缎裹着朱砂的隐隐之红，而不是光艳逼人的鲜艳之红，如果嘴唇鲜红，那可能出现阴虚了。深红兼干燥，则内有实热。

紫黑唇：唇色青紫的人多属气滞血瘀，血液不流畅，易患急性病，比如心血管疾病。唇发黑，有可能是身患疾病，要注意肝功能检查。

肝者，"将军之官，谋虑出焉。"肝主谋虑。人体的精神活动跟肝密切相关，比如说人生气了，时间久了，肝气郁结，就会影响脾胃的运化功能，也就是消化功能就差，所以人生气了就不想吃饭。肝藏血，血不养肝，则很容易导致肝脏无法正常代谢。所以要想身体好，首先要保护好肝脏，这就是中医所说的"养肝就是养命"。

调治疑难杂症要从治未病的大思路考虑，因为疑难杂症是长期经脉气血瘀阻形成的，所以要从根源入手，整体考虑，选好方法，辨证调理。

梅花香贴膏就是解决这个问题的好方法，它的功效是由表及里再由里散表代谢出体外，循环往复，疏解长期堆积在体内形成的沙粒及板结物，最后达到病灶处，使气血通畅，身体就会感到轻松自如。对于长期形成的局部重病症，调理时间要长一些。

第七节　日常生活中的养生经

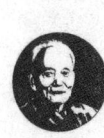

日常生活中怎么养生？其实很简单，大家记住一副郑板桥的对联就行了：青菜萝卜糙米饭，瓦壶井水菊花茶。这副对联说白一点就是一日三餐，粗茶淡饭。最好的补药是营养丰富的食物，食补胜过药补。五谷杂粮、根茎叶菜都要食用。至于怎么个吃法，大家记住两点就行，一是要吃时令菜蔬。二是不要单一，粮食和蔬菜种类尽量全面。第三点，不要迷信补药。很多卖补品和补药的广告说总说"有病治病，无病强身"，似乎吃了总有好处。这是不良商人在故弄玄虚，其实无病之身不需要再服补药，服了多余的补药反而会破坏人体的正常生理平衡，导致疾病的产生。

对于大多数人来讲，日常的养生保健，需要学会一些简单易行的方法，才能天长日久地坚持下来，在饮食、运动、情志乃至于卫生各个方面都养成良好的习惯，使其成为日常生活的一部分。

针对这种需求，我们研制了价格低廉、方便使用的刘氏养生茶。

此茶是由焦山楂、焦神曲、焦麦芽等多种地道药材研制而成的纯天然饮剂，以茶代药，以效为本，既保持了茶饮的特色和作用，又有茶本身所不具备的健脾益胃、消食化积、行气散瘀等功效，饮用方便、简捷，是人们减压减负、改善亚健康体质的茶疗佳品。养生茶的饮用方法非常简单，将茶包置入杯中，用沸水浸泡5分钟后，待散发出浓浓的咖啡味时即可饮用。每天早、中、晚各用一包，一包可冲水2~3次。成本低廉，却有着益气健胃、消食化积作用，长期使用可起到疏肝解郁、降脂、健胃、减肥的功效，尤其适用于脾胃虚弱、消化不良、腹胀脘满、肥胖人群。

还有，每天坚持泡脚，也是一种简单易行、效果显著的养生保健妙方。怎样才能方便人们在家里泡脚，并且最大效应地发挥泡脚的保健作用呢？刘氏圈疗研制发明的足宝弥补了这项空白。

从中医学理论来讲，脚上有人体各脏腑器官的反射区和穴位以及经络，应用足宝浴足时，可刺激足部的穴位、反射区和经络。人的脚上有6条主要的经络，包括三条阳经（膀胱经、胃经、胆经）的终止点，和三条阴经（脾经、肝经、肾经）的起始点，都在脚上，因此，应用足宝浴足时，药液离子在水的温热作用和机械作用下通过黏膜吸收和皮肤渗透，刺激了这六条最主要的经络，可畅通经络、理气和血、改善新陈代谢，进而起到防病及自我保健的效果。

人体疲劳时，首先出现足部血液循环不良，代谢终产物、钙盐、乳酸微晶体等物质沉积。当人体某个器官功能不正常或患病时，由于病理反射的影响，使足部的血液循环更为不良，更容易产生沉积物。足宝中特有的中药成分，可通过足浴，使药气充分渗透，促进沉积物的排出，能有效消除疲劳。同时，足部有丰富的神经末梢和毛细血管，应用足宝浴足时的温热刺激通过皮肤的感受器作用于中枢神经，使其兴奋和抑制得到有序的控制，使人容易入睡，提高睡眠质量，消除疲劳，蓄养体力。

总之，养生要遵循自然规律，结合自身体质状况，调经筋、骨脉，活气血津液，促新陈代谢。要掌握合理的运动方法，不能过度，不能违背自然规律和新陈代谢法则。

第八节　三分治，七分养

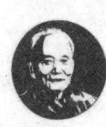

三分治，七分养。为什么是七分养？怎么养？养，不仅仅是日常生活中的调理，更重要的是病人对调养的认识和理解。经我们调理后，大家当时感到轻松了、改善了，但为什么过一段时间有时甚至几个小时后就出现反弹？这就是因为病症都有一个调理过程，慢性病不是短时间得的，治疗也不是短时间就能见效的，调理治疗需要时间去慢慢改变细胞组织结构。

那么在日常养生保健实践中，怎样运用自身活动改善慢性疾病，抑止不良变化的发生？我们在刘氏圈疗系列组合调理养生体系的基础上，总结出一套抻筋拔骨运行操，通过抻筋拔骨，蠕动五脏，达到气血同调，软坚散结，活血化瘀，通经活络的目的。

抻筋拔骨操源于古代的跪拜健身法。宋代就有记载，老年人气血多滞，借叩头起跪来活动，跪拜时肢体屈伸，气血流畅，可以有效地活动肢体，增强肌肉关节和骨骼的运动机能，同时低头仰首，对头部和颈椎也有保健作用。抻筋拔骨操运行操综合各家健身操法，取各家之长，切合每个人的体质进行循序渐进的练习，可使全身内外得到锻炼，预防肌肉萎缩，有助于强体健身。

在日常生活中，人们最常出现的就是颈椎疼痛，尤其是办公室一族，到了一定年纪，几乎个个都要过这个坎。在这里，我给大家介绍一种简单易做的颈椎疼痛自我治疗法，颈椎不适者不妨试做一下，只要坚持下来，会有很好的效果。

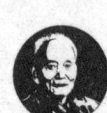

（1）伸展法。坐于椅子上，上体正直，双手自然放在大腿上（原始状态）。头部向前低伸展，回到原始状态，再向后仰至最大幅度伸展，回到原始状态再分别向左、右方向伸展。每次伸展坚持15～90秒，四个方位全部完成为一组，坚持3～5组即可。注意：动作要轻柔缓慢，不用力过猛，同时身稳定，不要左右摆动。

（2）转动法。坐于椅子上，上体正直，颈部直立（原始状态），慢慢将头部转向右侧，眼睛同时看着右侧的肩膀的后侧，均匀呼吸，慢慢还原至原始状态。坚持15～90秒，换另一侧，重复3～5次即可。

（3）环绕法。颈椎疼痛的时候可以坐在椅子上做一呼吸动作。具体方法为，正确的坐姿，之后进行呼气，使肩部慢慢向上升，吸气的时候肩膀再慢慢放下，记住，顺着呼吸的节奏进行，连续12～15次。这个方法可以让肌肉放松，促进血液循环。

（4）按摩法。坐于椅子上，上体正直，颈部直立（原始状态）。抬起单侧手臂，用四指轻轻地向反方向的肩膀（即斜方肌位于颈椎与肩部最高位置容易酸痛的肌肉）位置进行DIY按摩，坚持连续20次，反方向动作即可。

（5）热敷法。用热毛巾敷上5～10分钟，加强血液循环，从而保证颈椎的血循环通畅。冬季最好戴着围巾，炎热季节避免吹冷空调。

第五章 刘氏特色调理法

第一节 妇科病调理

1

讲妇科病调理治疗，必须先说到妇宝宁。

可以说妇宝宁是刘氏八大制剂中的当家花旦，历史悠久，使用广泛，受益者遍及全国各地，达数十万众。

清晚期，先祖在朝廷任御医时为后宫嫔妃们创制了一款妇科专用药，当时叫"清宫丸"，后历经刘氏几代传承，到了先父这一代，在原有的基础上，结合多年临床经验，针对现代女性关注的美容养颜、卵巢保养、缩阴缩宫、乳房保健等热点问题，不断研究改进、添加完善后，甄选多种名贵中药研制而成了纯中药制剂——妇宝宁。该产品针对女性特殊的生理特点，巧妙地解决了生殖系统毒素难以自动排除的世界性难题。经数十年临床验证和数十万使用者反馈，对各种妇科隐患有特效，而且能从根本上预防妇科隐患的发生，被广大妇女称之为"妇科圣品"。

妇宝宁作用于人体生命之根——胞中（子宫）。胞中者，包含丹田、下焦、肝胆、肾、膀胱，为精气所聚之处，脏腑"三才"之地部，易经八卦人体之坤位，北方肾水位，胞宫等是也。一句话，此乃"真元之气"

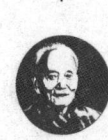

的根源，人体、万物生化之源。胞中又是脏腑经络之根本，是人体阴阳聚集最旺盛处。任、督、冲三脉均起源于胞中（含胞宫），任脉是总统一身的阴脉，督脉是总督全身的阳脉，冲脉是十二经气会聚之所，任、督二脉维持协调人体的阴阳平衡。若一旦胞中遏滞（不通，有病）则人体阴阳平衡失调，无疑百病丛生。历代医家认为：人体新陈代谢之源动力非胞中莫属。妇宝宁药丸放置于宫颈口，药力经胞宫通五脉（任、督、冲、带、肾经脉）直达病灶，通过其独特的舒经通络、调理血气、升清降浊、去腐生肌、解毒排毒、平衡阴阳、调节内分泌等功能，对各种妇科病进行有效的治疗。病于表，源于宫，欲去其表，必治其本，这就是妇宝宁能治疗和预防许多妇科疾病的道理。

妇宝宁不仅可以治疗月经不调、闭经、崩漏及子宫肌瘤、卵巢囊肿、子宫息肉，对各种阴道炎、盆腔炎、附件炎，以及妇科疾病所引起的腰腹腿痛有良好疗效，还能调理气血，调节内分泌，改善皮肤枯黄、抗皱、淡化色斑、黄褐斑、蝴蝶斑等，起到养颜美容之效，并有明显的收宫缩阴、清宫回春之功效。

众所周知，卵巢是女性重要的生殖器官，分泌着女人生长发育所必需的雌激素。雌激素和女性的一生关联密切，主要促进女性生殖器官的发育和第二性征的出现，并使之维持在正常状态，它也是女性第二青春的发动机。而据统计学分析，女性35岁后卵巢功能开始衰减，雌激素分泌相对减少；40岁以后，雌激素开始发生波动，接着就出现了更年期症状。因此，女性要保持健康与青春，就要首先保护好卵巢。妇宝宁可促进女性卵巢雌激素的分泌，激活女性生殖器官的血运，从根本上达到由内到外的美容效果。此外，妇宝宁还能使阴道内细胞再生，增强阴道肌肉弹性，恢复少女般的感觉。

2

女性生殖系统的疾病即为妇科疾病，包括外阴疾病、阴道疾病、子宫疾病、输卵管疾病、卵巢疾病等。妇科疾病是女性常见病、多发病，由于许多人对妇科疾病缺乏应有的认识，加之各种不良生活习惯等，导致一些女性疾病缠身，且久治不愈，给正常的生活、工作带来极大的不便。

科学家在研究妇科病患者的生殖器官结构时发现：少女患生殖系统疾病的机会极少，而已婚妇女大多患有生殖系统疾病。解剖学研究显示：女性在生育后，由于子宫和阴道过度膨大后的回缩，使妇女的子宫和阴道内壁不再是少女时期的平滑状态，而是布满了褶皱和隐窝。这些特殊的变化，使得已婚女性在排出经血时，总会有排不净的经血、子宫内膜、上皮组织等残留物滞留在那些褶皱和隐窝中。在子宫与阴道良好的温度和湿度条件下，这些残留物就成了细菌和病毒生长繁殖的场所，从而引发了女性生殖系统的各种疾病。中医认为，治病要治本，"病于表，源于宫"。上述种种症状，其根源都是因子宫、卵巢患病引起的。妇宝宁专治"胞宫之病"，它具有消炎杀菌、清宫排毒、调节内分泌等特殊功效，如能连续使用妇宝宁，生殖系统的毒素排出来了，内分泌调节正常了，妇科病根治了，女性的靓丽容颜和体态也就恢复了。

爱美是妇女的天性，美容要由人体内部着手。国际最新的医学美容理念认为，妇女要养颜祛斑，必须双管齐下排除体内的毒素：一要清宫排毒，排除生殖系统的毒素；二要清肠排便，排除消化系统的毒素。这也就很好地回答了为什么许多妇女常年单纯服用消化系统排毒产品（如清肠道、排宿便的产品）养颜祛斑效果不佳的根本原因。

3

关注和使用妇宝宁的妇女朋友很多，我们的热线每天会收到来自全国各地的咨询电话，为了方便妇女朋友们自行使用妇宝宁，我们把大家来信、来电和微信中咨询的一些问题综合起来，以问答的形式附加于此，便于大家参考。

（1）为什么妇宝宁具有缩阴、回春的功效？

妇宝宁独特的药效能改善妇女阴道组织血液循环，促进阴道组织新陈代谢，使阴道组织神经末梢细胞激活增密，增加阴道肌肉弹性，增强润滑度和敏感度，从而达到阴道收缩变窄，起到缩阴、回春的作用。

（2）为什么有的人使用妇宝宁时会出现小腹不适感？

个别人在使用妇宝宁的初期会出现小腹不适感（灼热、肿胀、轻微阵痛），那是药丸在体内发挥作用时疏通经络所引起的。哪个部位痛，就说明哪个地方瘀滞不通，有炎症，这种不适感属正常现象。只需继续使用，此症状就会逐渐消失。

（3）为什么有的人使用妇宝宁时会出现外阴瘙痒？

药丸放入阴道深处时，与温度湿度相结合，散发出很大的药气味，使许多未能及时杀死的毒素、细菌溢出阴道外部。由于阴道内娇嫩、敏感的皮肤受到刺激，因此会感到不适和瘙痒。每个人的免疫功能不同，所引起的瘙痒程度也不同。出现这种情况，可用中草药洗剂熏洗外阴，如果瘙痒严重者，用烟梗煮水加食盐熏洗即可止痒。

（4）为什么有的人使用妇宝宁时面部会出现小疹子？

对面部晦暗、无光泽，有色斑、妊娠斑、暗疮、粉刺的女性来说，使用妇宝宁可调理气血，平衡内分泌，美容养颜。在这一调理过程中，面部可能出现小疹子，这是排毒养颜的正常现象，一旦调理好后，不仅面部的色斑会淡化，而且面部皮肤会出现光泽，让容颜回春。

（5）为什么说先调月经后治斑？

色斑是女性30岁以后的多发病。中医认为，血瘀为斑，若想祛斑必先化血瘀。很多患者选用剥脱换肤之类的治疗，尽管角质层脱了一层又一层，斑却依然清晰可见，少则三日，多则半年，斑依然会重新生出。斑的病因在于瘀血，因此瘀血是内因，活血化瘀血是治斑的根本。血瘀又是月经不调的原因之一，因此，治斑先要调好月经。妇宝宁作为一种独特的中医药外治法用药，使气通血活，全面调节内分泌，从而达到标本兼治的目的。

（6）妇科疾病为何易反复、难治愈？

日积月累的下焦毒素是妇科病反复发作的根源。女性生育后，子宫和阴道过度膨大后的回缩（正常子宫与妊娠后期子宫体积相差高达50倍），使女性的子宫和阴道内壁布满了褶皱，这使得一些垃圾（如流产后的残留物、排不尽的经血等）容易隐藏在褶皱中，成为病毒生长繁殖的温床，从而引发各种妇科疾病。

（7）为什么说每月一粒妇宝宁可清宫美容？

科学家在研究妇科病患者的生殖结构时发现：女性在生育后，由于子宫和阴道过度膨大后的回缩，使妇女的子宫和阴道内壁不再是少女时的平滑状态，而是布满了褶皱和隐窝，这使得女性在排除月经时，总会有排不净的经血、子宫内膜、上皮组织等残留物滞留在那些褶皱和隐窝中。在子宫与阴道的良好温度和湿度条件下，这些残留物就成了细菌和病毒生长繁殖的场所，从而引发了女性生殖系统的各种疾病。另外，妇女在生育时，使很多经络、血脉受到破坏（如果是剖腹产破坏更严重），导致内分泌失调，新陈代谢产不顺畅，经络循环到子宫受阻后，气滞血瘀成积，从而引起妇女脏器不适和面部枯黄、晦暗、干枯、多皱、色斑以及肥胖等症。中医认为，治病要治本，"病于表，源于宫"。上述种种症状，其根源都是子宫、卵巢患病引起的。妇宝宁专治"胞宫之病"，它具有消炎杀菌、清宫排毒、调节内分泌等特殊功效，如能每月使用一粒妇宝宁，生殖系统的毒素排出来了，内分泌调节正常了，妇科病根治了，女性的靓丽容颜和体态也就恢复了。

（8）人流手术多长时间可以使用妇宝宁？

人流手术30天以后开始使用比较合适，因为做过人流手术后，子宫内会有创伤面，而妇宝宁的药力较强，有可能会引起创伤面产生疼痛感。哺乳期间禁止使用妇宝宁。

（9）绝经妇女可以使用妇宝宁吗？

可以使用。妇宝宁通过刺激卵巢，激活细胞，恢复雌性激素的分泌水平，调整因妇科引起的内分泌失调、腰酸腿疼等。个别人使用时阴道有干涩感，我们建议可以药丸蘸水或浸泡一分钟后使用。

（10）使用妇宝宁一至两粒后，发现从阴道内排除一些类似豆腐渣样的污物，为什么？

这是霉菌性阴道炎排毒过程中的正常现象。女性月经是由于子宫内膜脱落引起毛细血管破裂形成，随着年龄增长，机体的新陈代谢水平逐渐下降，内膜脱落会变得不完整不彻底，并在子宫内沉积下来。妇宝宁具有去腐生肌的作用，能将沉积在子宫腔内的污物及霉菌排出。

（11）我朋友皮肤特别干，脸颊布满黄褐斑、经前腹痛，黄褐斑加重、乳房肿痛难忍，使用妇宝宁有作用吗？

会有明显作用，这种表现是由于妇科疾病引起的。中医讲"痛则不通，通则不痛"。只有行气活血通络，才能使症状消失，皮肤才能有根本上的改变，一般使用妇宝宁一个疗程，皮肤会有明显改善。

（12）有的女性脸部长期长有痤疮，白带很多且带有血丝伴有异味，请问这是什么原因？可以使用妇宝宁吗？

可以。因为体内有湿热毒，引起女性黄带过多且带有异味，子宫内有溃疡导致血丝。湿热毒循经路上行于面，导致面部形成痤疮。妇宝宁有良好的渗透功能和清理湿热的功效，能将创面和阴道褶皱内的有毒污物清洁出来。随着创面的愈合和阴道被清洁干净，体内病变消失后，面部痤疮就会逐渐消失，肤色也会恢复靓丽。

（13）有宫颈炎等疾病可否使用妇宝宁？

可以。宫颈炎等疾病患者使用后可能会出现不间断下腹痛的症状，但不影响使用，使用1～2粒后会有皮屑、烂肉、脓液状或褐色污血排出，属正常清毒现象，请放心继续使用。

（14）为什么使用妇宝宁后有干涩感？

初用妇宝宁1～2粒后，个别人会有轻微的干涩感（具体因人而异），属正常现象，绝经期妇女出现干涩感的概率会大一些。一般建议年纪大的患者，在使用前将药丸用水浸泡30秒，每一粒放置5～7天，间隔3～5天后再使用下一粒。

（15）为什么使用妇宝宁后，会有类似咖啡状的血浆渣和血块排出？

排出的血浆渣和血块是长期附着在子宫壁上的经血，因子宫收缩不良等原因排泄不出，逐渐干涸后附着于子宫壁上的毒素。妇宝宁含

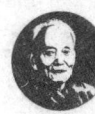

有独特的中药成分,具有细胞再生功能,可提高细胞活力和敏感性,修复坏死细胞,改善子宫收缩不良的现象。使用妇宝宁后,可把毒素和坏死的细胞、瘀血、残渣及碎屑排出体外,达到清除毒素、消除炎症的目的。

(16) 为什么使用妇宝宁后外阴有充血、肿胀的现象?

一般有这种现象者,除中草药过敏外,都属于敏感体质者。因阴部是全身最敏感的部位,在中药气味挥发和内膜吸收的过程中,刺激阴道内的上皮细胞,引起敏感体质者外阴部位的充血肿胀,这些均属正常现象。体质特别敏感者请勿使用妇宝宁。

(17) 为什么使用妇宝宁有美体、丰胸的奇妙功效?

因为乳房大小与卵巢分泌孕激素的含量有关,妇宝宁可刺激卵巢促进雌孕激素分泌,使女性第二性征明显,从而达到美体、丰胸的功效。

(18) 妇宝宁在使用过程中,中途取出可不可以重复使用?

不可以。如中途取出,须更换新的妇宝宁,防止交叉感染。

(19) 子宫卵巢切除后可不可以使用妇宝宁?

可以使用,但必须在手术彻底痊愈后使用(一般建议至少手术6个月后使用)。因为妇宝宁具有滋养和清洁阴道的作用,对性生活有很大的帮助。而且建议药丸使用前用水浸泡1分钟,每一粒放置5~7天,间隔3~5天再使用下一粒。

(20) 患卵巢囊肿的人和年纪较大的人可不可以使用妇宝宁?

可以使用。对年龄偏大的患者可以起辅助作用,因为卵巢功能已衰退,可配合腾宝使用以增强效果。

(21) 为什么使用妇宝宁后有经血再现的现象?

这是妇宝宁特有的排污功能,将附着在子宫及阴道壁上的污血溶解并排出，同时促进气血通畅，打通经络，促排泄、和阴阳，所以使用者也许会比以前的经血量稍多。这个视个人差异而有所不同。

（22）为什么使用后有许多白色状固体排出？

使用后若有白色厚膜排出，属阴道内死皮脱落，属正常现象，请不必惊慌，用温水清洗即可。

（23）为什么有的人用妇宝宁2～3粒后，外阴会出现胀痛且有数个黄豆粒大小的疹？

一般出现这种现象者，多数是因为体内湿热毒较重。用了几粒妇宝宁后，把阴道表皮的代谢产物剥离，体内的湿热邪毒还在，毒素直接刺激阴道内外的上皮细胞，引起充血、肿胀，均属正常现象。只要坚持使用，待体内毒素清除干净后，内外阴的胀痛及出疹现象自然会消失。

（24）为什么有的人使用妇宝宁1盒以内，月经变得无规律（以前月经正常）？

因为妇宝宁含有活血、补血成分，能打通经络，起到调节气血之功效。女性子宫和卵巢功能是用来调节月经正常周期的，使用妇宝宁过程中，因其不断修复和改善子宫及卵巢机能，造成月经提前或延迟现象也属正常调节反映，保持一个平静、愉快、良好的心态去使用妇宝宁，会让您得到满意的结果。

（25）为什么极个别人用妇宝宁1～2天后，会出现头痛、全身无力、双侧大腿肌肉疼痛的症状，取出妇宝宁数小时后，其他症状无缓解？

这种现象是因为身上经络不通，特别是肝、胆经络不通。妇宝宁通过气味挥发，助您打通经络，只要您能坚持使用一段时间妇宝宁，疼痛就会消失。

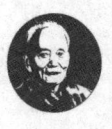

(26)为什么有的人使用1~3粒妇宝宁后,有乳房疼痛的现象?

首先请到医院做一个详细的检查。乳腺增生本身是体内雌激素不平衡造成的,使用妇宝宁后,可刺激卵巢促进雌孕激素分泌,调节也需要一定时间。如果到医院检查后没有异常的话,请继续使用妇宝宁,乳房疼痛就会逐步消失。

(27)想了解妇宝宁的禁忌症:除了孕妇、月经期不能用外,还有什么情况不能用,比如做过什么手术后不能用?

除了妇宝宁手册上的禁忌症外,对凝血功能不好、严重糖尿病、极高血压、严重过敏体质的人群不建议使用,另外对体质弱、血压低、贫血、一般高血压、甲亢等人群,使用的间隔时间要拖长。做过手术的人,恢复半年左右可以使用。

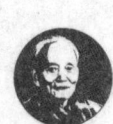

(28)妇宝宁主要是治疗妇科病,还是以保健为主、治疗为辅?

妇宝宁是通过阴道直达病灶,有极好的排毒功能,可以将体内及阴道内的垃圾、毒素吸附而排出体外。妇宝宁放置的位置正好是女性五脉交汇处(胞中穴),它能有效地疏通经络,调理气血,平衡阴阳,调节内分泌,所以妇宝宁不仅能辅助治疗多种妇科疾病,而且还是调理、保健、美容的一款好产品。

(29)有人说用妇宝宁会破坏阴道内的酸碱度,反而易得病,是这样的吗?

妇宝宁不仅不会破坏阴道内的酸碱度,它还能修复阴道内的黏膜组织,使黏膜组织恢复正常,细胞内糖原增加,从而增强局部抵抗力。

(30)绝经妇女可否使用妇宝宁?

可以使用。因为妇宝宁是纯中药提取的制剂,它可以通过刺激卵巢、激活细胞,恢复雌性激素的分泌水平,调整由妇科病引起的内分泌失调、生殖系统紊乱，有效地预防附件炎、阴道炎等妇科病。使用后如有干涩的感觉，停用1～2天可继续使用。

（31）患霉菌性阴道炎两年多，需要用妇宝宁几个疗程？使用的药丸，到了第五天自己就排出了，外面包着一大块白色的皮，是表示里面的污物太多还是症状加重了呢？另外月经不调，来月经前会肚子痛和胸部胀痛，像这种情况需要几个疗程呢？

这种情况需使用约3个疗程的妇宝宁。当药丸自己排出时，一般表示里面的污物太多，因为药丸全部被污物包裹后，就没有了吸附力，自然就会自己排出。

（32）用妇宝宁期间，间隔期能不能同房？药取出后还有残渣留在阴道内怎么办？

您好！药取出后间隔期间就可以同房。药取出后休息一二天，残留的污物会自动脱落和排出。

（33）患有霉菌性阴道炎，使用3颗妇宝宁后，乳房疼痛，与来月经之前的胀痛差不多，这种情况已经有三四天了，请问这是什么原因？

妇宝宁有打通经络通气血的作用，因为您有妇科病，所以导致乳房气血不通，故而有疼痛现象。另外您来月经之前也有疼痛肿胀现象，所以现在通经活络期间的胀痛感会比较重些。

（34）做过子宫肌瘤手术后能不能使用妇宝宁？如果要用的话能起到哪些作用？

可以使用妇宝宁。妇宝宁有活血化瘀、去腐生肌的功能，对子宫肌瘤这种妇科顽症有相当好的疗效。一般使用两个疗程，病情就会有明显的好转，一盒为一个疗程。另外患子宫肌瘤且有出血现象的，应该先止血，然后根据止血情况再使用妇宝宁。

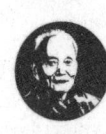

(35) 使用妇宝宁产品会出现依赖性吗？

不会。应该说，使用妇宝宁不存在依不依赖的问题。因为根据成年女性的生理特点，每个月都会出现新的毒素，积聚在子宫壁的折皱处，这些依存物必须定期及时排出，这与人需要定期洗澡、房间需要定期清扫一样。每月养成使用两粒妇宝宁的习惯，就相当于定期为自己的内环境做一次彻底的大扫除。

(36) 用妇宝宁期间可以照 B 超吗？会不会把妇宝宁也照出来而被误认为异物？

一般情况下，我们建议您在取出妇宝宁 10 天后再去做 B 超。

(37) 准备怀孕的妇女可以用妇宝宁吗？

只要在月经结束时，停止使用妇宝宁就可以了。

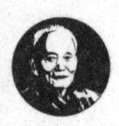

4

以下选录部分患者使用妇宝宁病案，供读者、患者参考。

(1) 外阴瘙痒伴髋关节疼痛

王某，女，59 岁，家住西安市。主诉外阴瘙痒 10 余年，髋关节疼痛多年，2014 年 4 月 7 日来刘氏圈疗调理中心。

既往史：近一年来症状加重，带下黄，量大；髋关节酸痛不适，腿脚发凉。

体检情况：经当地医院检查，诊断为外阴瘙痒伴髋关节疼痛。

初步判断：外阴瘙痒伴髋关节疼痛。

调治过程：患者初来调理馆时，面色灰黄，精神萎靡不振。调理师施以香疗、妇宝宁、圈疗配伍组合调理。香疗自大椎入穴后有红色斑块，询问患者说以前并无感觉，不痛不痒，但有时头晕，头部爱出汗。循督脉香疗至脾俞时皮肤上出现红、白相间的斑块，又痛又痒。到肾区，患者感觉腰部冒凉气。至长强穴香疗中又分出一条红线走到环跳穴处，皮肤呈现大片红白相间的不规则斑块，两髋关节尤为明显，患者自觉刺痒难耐，此乃症之所在，重点香疗此处直至凉气从脚趾排出。一个疗程后患者髋关节轻松许多，脚也不凉了，走路腿也不感觉困了，但侧卧时间稍长髋关节还是不太舒服。颈部及肩关节周围开始有小米粒大小的水泡排出，小便黄，阴部痒，带下黄。三天大圈画完后，王某自觉身上有暖流来回在体内窜动，全身舒服，身上不冷了，脚也不怕凉了，白带也变正常了。

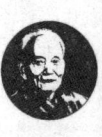

(2) 更年期综合征

吴某，女，55岁，重庆市某机关公务员，2010年3月电话求治，主诉近两年来月经期开始变得紊乱，时有时无，毫无规律，易激怒，脾气暴躁。阴道变得越来越干涩，每次过性生活都痛苦不堪，不得已与老伴分居两室。更年期已严重干扰了她正常的生活，降低了生活质量。

既往史：五年前出现白带异常伴有异味，外阴瘙痒不适。

初步判断：更年期综合征。

调治结果：在调理师指导下用了两盒妇宝宁后，阴道紧缩了，也不再干涩了，就连月经的量和色也变得正常了。坚持了三个月后，脾气明显得到改善。吴某不但解除了更年期困惑，也恢复了正常的夫妻生活。

(3) 支原体感染

林某，女，南京市人，34岁，已婚，育有一女。主诉经期异常，月经前后身体困乏无力，小腹下坠，嗜睡。因计划要二胎，遂到医院检查，结果提示：支原体感染，二度宫颈糜烂。住院治疗两周，症状改善，出院休养。三个月后再次复发，再度住院治疗。如此反复，持续三年，症状加重，其心力憔悴，对生活失去了信心。

既往史：五年前出现白带异常伴有异味，外阴瘙痒不适。

初步判断：支原体感染，二度宫颈糜烂。

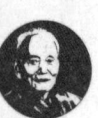

调治结果：2011年4月，患者在百度搜索到刘氏圈疗的电话，打专家热线进行咨询。在专家指导下，使用妇宝宁和抗菌素配合治疗，同时辅以心理疏导。使用两个疗程后，症状明显减轻。坚持一年后，症状完全消失，到医院检查，支原体检测转阴，宫颈恢复正常。半年后怀孕，现有一健康聪明的两岁小男孩。

(4) 输卵管不通导致不孕

韩女士，女，25岁，已婚。结婚两年后一直未孕，遂到当地医院检查，检查结果为：子宫形态大小正常，两侧输卵管不通畅。

既往史：多方求医，进行输卵管通液手术后，一直未怀孕。

初步判断：输卵管不通。

调治结果：2012年3月，通过专家热线进行咨询。在专家指导下，使用妇宝宁配合腾宝4个疗程后，终于顺利怀孕。

(5) 多发性子宫肌瘤

林女士，山东青岛人，患多发性子宫肌瘤，因惧怕手术治疗，遂寻求中医药解决问题。后在网站上找寻到刘氏妇宝宁的相关信息，

2013年5月打电话进行咨询。

既往史：三年前体检，有子宫多发性肌瘤，尺寸为37毫米×33毫米，并未在意。一年后再次体检，结果提示：子宫多发性肌瘤，尺寸为45毫米×33毫米。

初步判断：多发性子宫肌瘤。

调治结果：在专家指导下开始使用妇宝宁。应用一盒半后，到医院复检，结果揭示：子宫多发性肌瘤缩小为21毫米×20毫米。林女士大喜过望，一直坚持使用妇宝宁，并推荐周围的姐妹们使用。

(6) 黄褐斑

黄女士，女，38岁，已婚，育有一子。怀孕时脸上长了黄褐斑，生完孩子后，脸上的斑一直没有消退。当时因为孩子小，自己在家带孩子而没有太在意。孩子上学后，开始求职。面试多次，均因为面子问题而遭到婉言相拒，其自信心大受打击，开始到处求去斑良方，均效果不佳。

既往史：在随后的妇科体检中，黄女士又被查出得了滴虫性阴道炎，经数月治疗效果不尽如人意。

初步判断：因内分泌失调，导致黄褐斑，并患滴虫性阴道炎。

调治方案：2011年7月接到黄女士求治电话后，在专家指导下使用妇宝宁，连续使用两盒妇宝宁后，脸上的斑开始淡化，皮肤变得有光泽。坚持应用半年后，整个人变得神采飞扬，并找到了如意的工作。

(7) 脸部痘痘

林小姐，23岁，未婚。学习美甲时脸上开始长痘痘，初始未在意。半个月后，脸上的痘痘越长越多。

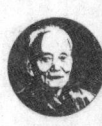

既往史：到美容院做去痘处理，四五次后无效果，反而越加严重。数次到医院求诊，吃了许多药也没有改善。

初步判断：内有湿热或血瘀引起痤疮。

调治方案：2013年2月，林小姐听朋友说妇宝宁有排毒养颜的功效，抱着试试看的心态买了两盒试用。结果奇迹发生了，用了一盒后，脸上的痘痘就开始减少了。用完第二盒时，痘痘明显减少。同年6月，林小姐给专家热线打来电话表示感谢，又用了两盒妇宝宁，脸上的痘痘不仅完全消失了，就连皮肤也变得光滑白嫩了。

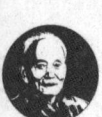

(8) 附件囊肿

张女士，陕西人，30岁，已婚。

既往史：两年前妇科体检时发现：左侧附件囊肿，大小23毫米×16毫米，子宫内壁增厚14毫米；子宫前位，有宫颈炎。医生为此开了很多中药和西药，服用半年之久，没有任何改变。

初步判断：附件囊肿，有宫颈炎。

调治结果：2013年6月通过专家热线咨询，在专家指导下使用妇宝宁，使用到第四粒的时候，宫颈口有点出血，但一直坚持使用。三个月后，到医院复查，B超结果提示一切正常。

(9) 宫颈糜烂伴乳腺增生

赵女士，山东青岛人，已婚，患有二度宫颈糜烂，乳腺增生。

既往史：到医院就诊，医生开具了许多内服药，应用后，症状时好时坏，只要一停药，就开始复发。

初步结果：宫颈糜烂伴乳腺增生。

调治方案：2011年8月，通过热线电话咨询妇宝宁使用方法，在专家指导下，赵女士坚持使用了五盒妇宝宁后，奇迹发生了：宫颈糜烂和乳腺增生全好了，就连伴随多年的头痛也调理好了，原本晦暗的面色也变得容光焕发。

(10) 不孕不育

应女士，28岁，已婚，三年前做过一次流产术，后来一直未孕。婆婆一直催着要抱孙，其心理压力很大，四处求医问药，用中医方法调理身体。

既往史：由于其脾胃虚寒，一喝中药就感到恶心难受，有时还会上吐下泄。

初步判断：不孕。

调治方案：赵女士于2012年9月通过专家热线在专家指导下使用妇宝宁，头一个月里，断续排出来很多脏物。继续使用半年后，如愿怀孕，现在有了一个健康可爱的2岁宝宝。

第二节 揉术、按摩调理

1

刘氏揉术和按摩术，是刘氏祖辈相传并不断完善的一种疏通经络、调和气血的手法，是刘氏系列组合外治疗法中不可缺少的内容，既可单独使用，又可组合使用，是三步调理、五步治疗中的重要内容。

在刘氏系列外治法基础上，通过揉术、按摩及押筋拨骨操，提升

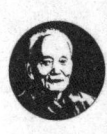

体内的正气能量，它可以单打独斗，也可以配伍其他疗法进行治病。其核心手法是：点、按、揉、拿、捏，这已成为刘氏圈疗系列外治法"三步法"当中独特的第一步，也是刘氏圈疗系列外治法解急除症的重要手法之一，适用于扭伤、关节脱位、腰肌劳损、肌肉萎缩、偏头痛、前头后头痛、三叉神经痛、肋间神经痛、股神经痛、坐骨神经痛、腰背神经痛、四肢关节痛〔包括肩、肘、腕、膝、踝、指（趾）关节疼痛〕、颜面神经麻痹、颜面肌肉痉挛、腓肠肌痉挛。因风湿而引起的，如肩、背、腰、膝等部的肌肉疼痛，以及急性或慢性风湿性关节炎、关节滑囊肿痛和关节强直等症。

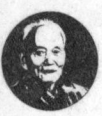

刘氏揉术结合患者身体的实际状况，按照先阳后阴、先上后下的操作流程进行具体操作。主要操作流程如下：

(1) 背部

① 至阳穴、肺俞、大椎、命门、长强穴位进行按、压、揉；

② 双侧肩井，按、压、揉、提、拿3～5下；

③ 三捏一提督脉和双侧膀胱经；

④ 敲打整个背部。

(2) 下肢

① 按、压、揉环跳穴，拿捏整个臀部3～5下；

② 按、压、揉委中、承山、三阴交；

③ 一手握住脚踝，另一只手握住整个脚底，分别沿顺时针、逆时针方向进行旋转；

④ 按、压、揉足底涌泉穴；

⑤ 一手握住脚踝，另一只手来回旋转并提拿每个脚趾；

⑥ 一手握住脚踝，另一手捏住膝盖，来回屈伸膝关节。

(3) 前胸

① 神阙：右手在下、左手在上，以右手掌心对准脐部顺时针揉3～5下后，让患者深呼吸，在其吐气时，适当用力将腹部向下压，在患者快将气呼完时，突然将手向上弹起3～5下（根据患者身体反应状况进行揉腹）。

② 气海、关元、中脘、膻中进行按、压、揉术。

(4) 下肢

① 腹股沟处的淋巴结及疼痛点按、压、揉术；

② 沿大腿内侧面经络寻找疼痛点，血海按、压、揉，另一腿同法；

③ 双腿足三里、三阴交按、压、揉术；

④ 一只手握住脚踝，另一只手沿顺时针方向逐个脚趾做活动3～5下，再沿逆时针方向活动3～5下，另一只脚同法3～5下。

⑤ 逐个脚趾提拿；

⑥ 涌泉按、压、揉术；

⑦ 手掌沿脚底向上推压；

⑧ 以膝关节为支点，一只手托起膝盖，将膝关节向头部方向按压，同时嘱患者深呼吸，反复放松腿部10～20下，期间嘱患者呼气。

(5) 上肢

① 一手按在云门，另一只手握住患者手部，沿顺时针方向活动其整个上肢，做5～10下，再沿逆时针方向活动5～10下；

② 同法疏松患者另一侧上肢；

③ 双侧肩髃，按、压、揉术；

④ 沿顺时针方向逐个活动双手指5～10下，再沿逆时针方向逐个

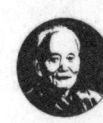

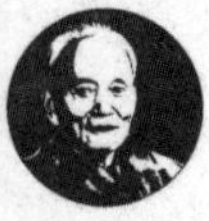

活动 5~10 下，其后逐个手指进行提、拿；

⑤ 双手抓住手腕部位上下抖动。

（6）头部

① 风池、风府，按、压、揉术；

② 用双手拇指按住百会，双手四指同时沿双耳方向抓揉 3~5 下之后，按、揉 2 秒后朝头部顶端提拿，该动作做 3~5 下；

③ 天突、承浆、人中、睛明、颧髎、迎香、听宫，按、压、揉术；

④ 印堂推至百会，按、压、揉 3~5 下。

（7）流程

背部—下肢，前胸—下肢（原则：先阳后阴、先上后下）。

2

刘氏推拿按摩调理治疗病症的原理：

（1）治疗疾病

① 纠正解剖位置异常。当人体出现解剖位置异常时，可出现一些病理状态，不同部位的解剖异常可表现出不同的症状，通过手法调整解剖位置，以达治疗目的。例如：调整寰枢椎的解剖关系，治疗寰枢关节半脱位。

② 改变系统内能。通过按摩法改变系统内能，以达到治疗目的，例如：点按内关穴，可以改善心肌供血，调节心率和心律

③ 调节信息。通过按摩手法给患者一个良性的刺激，以达治疗目的。例如：在患者头部做轻揉的手法或从重到轻的手法、较慢或从

快到慢的手法可使患者入睡，相反在患者头部做较重的手法或从轻到重的手法、较快或从慢到快的手法可以使患者精神振奋。

以上三点相互独立，又相互关联，即在纠正解剖位置异常的同时，既可以改善系统的内能，又可起到调节信息的作用。

（2）治疗伤筋

① 舒筋通络。舒筋通络即舒展经筋，疏通经络，达到使患者肌肉放松的目的。

手法能使机体放松的原因：

提高局部温度；

提高痛阈；

使痉挛的肌纤维被拉长；

改善局部血液循环，使局部营养得到改善，进而使损伤组织得以康复；

通过改善局部血液循环，消除局部肿胀，进而使损伤组织得以康复；

通过手法，分解粘连，进而使损伤组织得以康复。

② 理筋整复。理筋整复即调理筋骨、整复错位，也就是纠正紊乱的解剖关系，临床中通常需要调整骨与骨的关系、骨与筋的关系、筋与筋的关系。

③ 滑利关节。通过疏通狭窄、分解粘连使瘀血消散、肿胀消除，从而达到促进肢体运动、恢复正常生理功能的作用。

以上三点既相互独立又相互关联，如在舒筋通络的基础上才有可能安全地实现理筋整复，理筋整复后才可起到滑利关节的作用，且在理筋整复后才有可能彻底实现舒筋通络的作用。

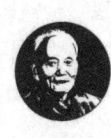

按摩推拿治疗疾病的疗效首先取决于手法的性质。以伤筋治疗作用原理为例，当肌肉痉挛时，应采用具有舒筋通络作用手法；当解剖关系紊乱时，应采用具有理筋整复作用手法；当肢体功能受限时，应采用具有活血祛瘀、消除肿胀作用的手法。以治疗原则为例，当有肿胀时应采用具有消肿作用的手法；当有寒时应施用具有展筋作用的手法。若选用的手法与病因病机无对应关系，则影响疗效。

④ 按摩手法刺激量。按摩推拿治疗疾病的疗效也取决于手法的刺激量，即手法的力量、作用时间、两次治疗的间隔时间及疗程等。刺激量在于适度，并非越大越好，也非越小越好。

(3) 治疗部位的特异性

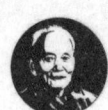

按摩推拿治疗疾病的疗效还取决于治疗部位的特异性，若某部位能治疗某疾病，则这个部位对这个病有特异性。若某病必须用某一部位来治疗，则这个部位对于该病的特异性较高。部位的选择是按摩推拿取效的关键，治疗中应根据病因、病机，辨证选择治疗部位。

以上三点在治疗中相互关联的，只有三点全部施用正确，才能达到最好的疗效。

3

在日常生活中，很多人总是说背痛、腰痛，普遍认为是工作劳累造成的，但是有一些疼痛经过休息也不能减轻。其实，这是一种症状，可以见于多种疾病。有的疾病比较严重，需要认真对待，如胸椎的外伤骨折、结核、肿瘤等；有的症状较轻，往往是由于背部受凉、姿势不良引起，不必过于焦虑。

背痛的原因还可能是椎间盘支撑了脊柱的压力，而导致椎间盘退化，背上的两个小关节也退化导致的。这可能导致椎体滑落，压迫神经根，引起其他并发症，如脚或手部麻痹和无力。

人类因站、坐不同的姿势，带给人体背部椎间盘不同的压力，比如直立时，脊椎间承受压力为一百单位做标准时，当采取站立姿势又弯腰取物时，压力升高到二百单位，若是坐着弯腰取物时，其压力更高达二百七十五单位！可见承受压力越大的姿势，越不能使用过久。因为不当的姿势用得愈久，背脊受到的伤害愈大！

哪些人易患腰酸背痛？那些不爱运动而体质虚弱的上班族，从事久站、久坐或是长期弯腰搬运重物的工作者，也易因固定姿势或姿势不正而引起腰酸背痛。另外，人们在内心焦虑，对工作不满或有家庭纠纷，或是经常失眠者，背部肌肉受到长期压力也会引起肌肉的疼痛。

总的来说，人们因久坐、久卧、不运动及年龄增大，导致人体脊柱受到严重干扰，病症由此产生。

"刘氏抻筋拔骨操"既有抻筋拔骨之长，又有调节脏腑功能之效，改变了平时因不良姿式造成的骨骼改变，消除筋骨间肌肉、津液的粘连，刺激十二经脉，还可增强腰背部的肌肉。

在配合药物调理时，可以考虑使用刘氏梅花香和平消康福膏配伍调理，疗效显著。在使用梅花香灸时，主要灸以下穴位：大椎、膀胱经及疼痛部位；在使用膏药时，主要贴敷疼痛部位，效果非常好。

大家在日常养生过程中，除练习抻筋拔骨操外，还可以自行选用药物配合调理，如使用刘氏梅花香灸和平消康福膏配伍调理，疗效十分明显。在使用梅花香灸时，主要灸大椎、风池、肩井、天尊、曲池、合谷等穴位；在使用膏药时，主要贴敷颈椎、肩胛区。家人互相协助

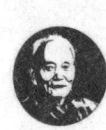

第五章 刘氏特色调理法

使用，效果极好。

第三节 贴膏调理

1

"平消康复膏"源自清代名医"外治之宗"吴尚先的绝世家学，乃中医外治之创举。在其基础上，历经刘氏传人的百年沿袭传承，由先父刘俊岑取其药学精髓，不断创新融合，经过传统方法炮制和煎熬成膏剂，辅以手工打浆制成的麻纸为引药透皮吸收的一种外治用药。

平消康复膏是由纯中药配伍提炼熬成膏剂，具有疏经活络、化瘀活血、消炎消肿止痛、软坚散结，改善颈椎、腰椎、关节活动功能，促进组织机能恢复的作用，用于骨关节病引起的颈、肩、腰、膝关节疼痛及活动功能障碍。

人体肌肉粘连和结节均属中医"痹证"范畴，和现代医学的软组织疾病相对应。软组织的损伤过程实质上是人体的经筋性结构受创或慢性劳损后，经筋性组织保护性挛缩、扭转、牵拉或位移，或失去平衡时产生一系列挤压、挛缩、积聚、粘连等病理性改变，迫使经筋性内循环系统产生阻碍，致筋路受阻、气血瘀滞、营养不良、神经传导不畅及紊乱，形成恶性循环，是导致临床各类筋结病症的主要因素。平消康复膏就针对这些病症，并以其强大的散结功效而拥有良好的口碑。

作为外治用药，平消康福膏主治各种肌肉粘连和结节，是膏药散结之首选。主治乳腺增生、乳腺瘤、淋巴肿大、鼻炎、肿块、牙痛、咽炎、跌打损伤、腿痛、腰痛、无名肿胀等。

同时，平消康复膏还是调理治疗亚健康和养生保健的良药。

日常生活中，一个人如果发现自己经络不通，微循环不好，就要引起重视，进行适度调理，这种情况下，贴膏调理就是一种很好的方法。

（1）平消康福膏之下肢调理

长期体质寒凉，尤其下肢冰冷，会造成血液回流速度缓慢，对机体健康会形成重大伤害。60岁以上的老年人，感觉腿部不舒服或腿痛就可贴敷平消康福膏。一般有条件者，可坚持贴敷2～3个月，对缓解疏通下肢气血循环有辅助功效。

下肢调理一般不为人所重视，其实下肢调理对身体健康有着不可忽视的作用。是保证足够的血液充盈、维持正常体温调节的重要循环过程，而有效循环血量对健康起着至关重要的影响。

（2）平消康福膏之颈部调理

颈部不适，除了外伤和炎症外，颈椎慢性劳损是颈椎不适的主要原因。由于长期低头工作，易促使椎间盘发生退化变薄，导致上下颈椎体骨刺形成，以致椎间逐渐变窄，椎孔缩小或韧带关节囊松弛，因而使颈髓或神经根受压和刺激，在这些神经所支配的区域，如头、颈、肩、臂、手会产生不适感，常见的症状主要表现为颈项疼痛、上肢无力、手指发麻、持物无力、头痛头晕视物模糊等症状。

用膏药贴服颈椎时，先用梅花香灸后，用陈茶叶水擦洗颈椎，然后再用膏药敷贴。每张面积约为25厘米×10厘米，共用2张，左右各一张，其上缘必须包住大椎、肩井。

（3）平消康福膏之脾胃调理

脾胃为后天之本，气血生化之源，脾胃功能正常，五脏机能正常，

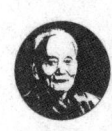

身体健壮；脾胃功能差，身体虚弱导致机体的消化吸收功能发生障碍，不但影响食欲而且因浊气上蒸出现口臭、恶心、嗳气、腹胀、便溏、食欲不振、消化和气血不足等症。

敷贴脾胃具有调胃和中，补虚益气，健脾化湿之效。对脾胃功能紊乱所致的腹胀、腹痛、食欲不振、肥胖有一定的调理作用。贴于左季肋，其上缘在右侧乳根下，右缘与前正中线对齐，一般48小时更换一次。

（4）平消康福膏之肝区调理

生活节奏的加快，工作压力重，熬夜、应酬、饮酒等引起肝血不足、肝气郁结、气机不畅，肝肾气虚、潮热盗汗、倦怠乏力、失眠、头晕、耳鸣、两肋疼痛，甚至出现抑郁多疑、紧张、情绪不稳、急躁易怒、易激动等。

膏药肝区敷贴，具有疏畅气机、养血柔肝、散瘀明目之效。将其贴于右季肋部，其上缘在左侧乳根下，左缘与正中线对齐，一般48小时更换一次，如肝血不足，有病灶时，会在相应的部位出现排毒现象（如局部疼痛、小斑疹、结节、瘙痒等），而且膏药在此处黏贴得非常紧，待毒素排完后，药物也不会黏贴的很紧，此时皮肤很光滑，经常使用具有养肝柔肝、解肝毒之效。饮酒时，在肝区敷贴一块有保肝柔肝解酒毒之效。

2

为了方便朋友们自行使用平消康复膏，我们把大家来信来电和微信中咨询的一些问题综合起来，以问答的形式附加于此，便于大家参考。

(1) 平消康福膏是如何发挥药效的？

平消康福膏选用纯天然的中草药炮制提炼成膏，再以传统工艺制作的麻纸铺垫做引，采用传统的贴敷疗法，透皮吸收贴敷于患处，具有消肿止痛、拔毒祛热、活血化瘀、软坚散结之功效。

(2) 听别人说，平消康福膏可以去眼袋，具体如何贴敷？

出现眼袋是由于脾虚湿重而造成，可在脾胃区（即从左侧乳房下缘至肋弓下缘）贴敷。同时，在距离双侧下眼睑0.5厘米的位置，将麻纸剪成宽约2～3厘米、长约18～20厘米大小进行贴敷，中间压住鼻梁，可以起到通肺气的作用，使调理效果更佳。

(3) 对于耳鸣、飞蚊症可以调理吗？

可以的。耳鸣主要是由于肝肾亏虚所致，肝血不足时也可以出现视物不清、眼睛干涩的症状。本药具有益肾养阴、清肝明目的效果，可以贴敷肾区、肝区和耳后的脏腑反射区，对上述症状有很好的调理效果。

(4) 贴膏药后效果非常好，就是局部发痒怎么办？

平消康福膏是选用天然中药材、采用传统工艺炮制而成，并以纯手工打浆制成的天然麻纸为引，安全绿色，自然环保，不会引起皮肤过敏。出现局部发痒症状，提示该区域有病症，痒是排风毒的一种好转反应。继续使用，两天更换一次，局部症状好转后，膏药就会自行脱落。

(5) 夏季可以贴膏药吗？

可以。越是天热皮肤的毛孔越张开，膏药透皮吸收的效果也就越好。此外，根据"冬病夏治"的理论，骨关节病及风湿恰恰在夏天调治效果更好。

(6) 如何正确贴膏药？

在贴膏药之前，用热毛巾将疼痛处洗净、擦干，再将膏药均匀涂

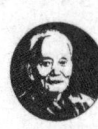

抹于麻纸上，贴敷于疼痛部位和相关穴位，抚平按实即可。天气寒冷时，可在香灸之后再进行膏药贴敷，以便增强透皮吸收效果，保持和巩固治疗效果。

（7）平消康福膏都可以调理哪些部位？

膏药的调理可归为六类，即颈部调理、耳部调理、肝区调理、脾胃调理、肾腰部位调理和上下肢调理，各类调理的适用范围如下：

①颈部调理

颈部僵直、睡眠质量差、困乏、记忆力减退、头昏、头痛、感冒等。

②耳部调理

清火明目、益神乌发，尤其对白内障、飞蚊症、假性近视有一定的保健作用。

③肝区调理

疏肝解郁、养血柔肝，对肝郁所致的抑郁、暴躁、潮热、盗汗、倦怠、乏力、两肋疼痛、情绪不稳、易激动等有很好的调节作用。

④脾胃调理

调胃中和、补虚益气、健脾化湿，对脾胃功能紊乱所致的腹胀、腹痛、食欲不振、肥胖有一定的调理作用。

⑤肾腰部位调理

补肾培元、强腰壮骨、清热利湿、通络止痛，对肾气不足引发的腰酸、腰痛、下肢无力、乏力、浮肿有调节作用。

⑥上下肢调理

改善上下肢循环，调节脾胃，对灰指甲、脚垫、脚气有调节作用。

把贴膏和长期运动、饮食调理等积极的生活方式结合起来，才能对自己的体质有所帮助。

3

平消康福膏调治案例选录。

(1) 急性腰扭伤

张某，女，28岁，已婚，某事业单位员工。夜间睡觉时突感腰部疼痛，转动身体时疼痛加剧。于2013年10月15日来香疗馆，来时精神萎靡，表情痛苦，右手扶腰入馆。

既往史：既往体健，无过敏史，无基础性病变。

体检情况：发病后曾自行前往医院做尿液和腹部B超检查，均提示正常。

初步判断：急性腰扭伤。

调治过程：调理技师先应用刘氏按摩术进行全身肌肉的疏松缓解，半小时后痛感减轻，但身体尚不能随意扭转。以平消康福膏贴敷患处，对整个腰臀区也进行贴敷。当天下午痛感加剧，晚上充分休息后，第二天晨起痛感减轻，身体能轻度扭转。当天下午再次以平消康福膏进行贴敷，贴敷部位同前。再次充分休息一夜后，第三天清晨，腰部痛感消失，身体可正常扭转。

(2) 痛经

肖某，女，28岁，咸阳市人。自述痛经自她满14岁就伴随着，不论上学还是上班，只要来月经就面色苍白，表情痛苦，痛得连腰也直不起来，就得请假休息。2015年3月10日，经友人推荐来刘氏圈疗调理。

既往史：手脚冰凉、痛经多年。

体检情况：曾到医院中药调理，效果一般，且反复发作。

初步判断：痛经。

调治方案：调理师以香疗、腾宝配合平消康福膏调理。香疗选穴：命门、关元、中极、脾俞、肾俞、足三里、三阴交、太溪等穴，腾宝热敷小腹部（关元、气海、中极）和肾腰部（肾俞、八髎处），膏药贴敷小腹部（关元、神阙、气海）和肾腰部（肾俞、八髎处）。每次调理过后，患者自觉身上有暖流来回在体内窜动，全身舒服，身上不冷了，脚也不怕凉了。经三次调理后，痛经症状有所缓解。

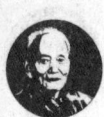

(3) 腰腿痛

王某，男，40岁，西安市人。主诉：腰腿疼，腰椎间盘突出压迫右侧神经引起右腿抽痛，不能久坐，持续一周，无法自行缓解。

既往史：既往体健，无基础性病变。

体检情况：发病后曾自行前往医院拍片提示：腰椎间盘突出，压迫右侧神经；做抗"O"检查，提示正常，于2015年4月9日来调理馆求治。

初步判断：肾阳不足。

调治方案：经诊脉为肾阳不足，遂以梅花香寻诊，发现香灸至心俞、肺俞处有轻微刺痛感，香火变旺，皮肤淡红。至左肾区出现一直径约1.5厘米的紫色斑块，患者疼痛难忍，香火特旺。在斑块周围香灸发现周围皮肤随之变成深红色且局部隆起，刺痛感加强，此处即为问题所在。此时继续香灸至刺痛感减轻，到长强穴后返回重复循经香灸。病灶处刺痛感减轻，香火已不再旺，热流传到膝关节。为了巩固疗效，在肾区、大腿双侧及小腿部贴敷平消康福膏，半个月以后，上述症状缓解。

(4) 脾胃虚弱

李某，男，58岁，西安市人。近1年来感觉精神状态比较差，食欲不振，面色萎黄，肠胃功能差，消化不良，上厕所正常要10～20分钟才行。一入冬，就感觉有点怕冷，手脚总是冰凉，胃特别容易着凉，很敏感，容易感冒。

既往史：找中医大夫检查，诊断为"脾胃虚弱"，按照中医大夫开的药方，服用几个疗程之后效果甚微。

脾胃虚弱，属于亚健康状况。

初步判断：脾胃虚弱。

调治过程：2015年6月3日打电话咨询刘氏圈疗推广中心，经工作人员介绍来到刘氏圈疗调理。来时面色蜡黄，精神状态欠佳，技师先用梅花香灸其至阳、大椎、肺俞、命门、长强、神阙、印堂、百会、足三里、三阴交、涌泉等穴位，最后贴敷膏药至肩、肺区、肝胆脾胃区以及小腿等部位，调理时诊断为"脾胃虚弱、气血不和、寒湿气重"。调理之后该患者面色红润，手脚发热。三个疗程结束之后，肠胃功能转好，手脚冰凉症状消失。

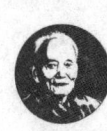

(5) 中风后遗症（口眼歪斜）

董某，女，45岁，陕毛一厂职工。自述半年前某日突然嘴歪眼斜，多处医治无效。

既往史：既往体健，无过敏史，无基础性病变。

体检情况：发病后曾自行前往医院检查，多处医治无效。

初步判断：中风后遗症。

调治过程：2010年4月在朋友介绍下来刘氏圈疗调理，经调理师综合判断，症状出现已半年有余，属于顽症，单用按摩效果甚慢，遂加神圈梅花香灸大椎、脾胃俞、地仓、颊车、合谷等穴位，并与平消康福膏贴敷左右双侧面颊，三方并用，以奏速效。20天后症状缓解，坚持调理两个月后痊愈，正常上班。

(6) 网球肘

刘某，女，52岁，西安市某局干部。一年来，右肘关节的疼痛时轻时重，严重影响生活质量，导致失眠、脱发、胸闷气短。

既往史：经多方求诊医治，虽有缓解，但一劳累就会症状加重，疼痛难忍，以致发展到现在不能握笔写字。

初步判断：网球肘。

调治过程：2010年3月患者来刘氏圈疗进行调理时已疼痛一年余，经调理师综合判断，对其施以香疗配合腾药和平消康福膏外贴，以督脉和手三阳、手三阴经的调理为主。仅仅一个疗程，患者的右肘关节疼痛消失，其他症状也随之好转。再继续调理一个疗程后，患者精神好转，颜面红润，睡眠质量好，食欲较前增加。

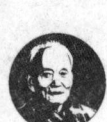

第四节 腾宝、香灸组合调理

1

腾宝是先父继梅花香、妇宝宁之后发明的又一种奇特的中医药外用产品，分女用和男用两种产品。

腾宝主要用千年健、淫羊藿、艾叶、蛇床子、菟丝子、大葱须、红花等18种纯天然中草药组成，经过精挑细选，粉碎组合，特制加工而成药包。治疗过程是将药包放在笼上蒸半小时之后，敷在小腹上，通过皮肤渗透吸收，把有效药物成分渗入循环系统，激发经络之气，达到治疗效果，它还可以疏通经络、调理气血和内分泌平衡等达到治疗妇科疾病目的。女用腾宝主治宫寒痛经、月经不调、肾虚腰痛、盆腔炎、附件炎等，可与妇宝宁配合使用，治疗子宫肌瘤、盆腔炎、卵巢囊肿等。

现代研究表明，在胚胎发育过程中，脐作为腹壁最后闭合处，与全身其他结构相比，其表皮角质层最薄，屏障功能最弱，局部皮下无脂肪。腾宝结合传统的中医外治之脐疗手法，蒸腾药包后敷于脐部和命门，使其中的中药活性成分迅速散布于人体十二经脉之汇集（胞中），其内联十二经络之穴孔，吸纳药之四气五味，可有效滋补肝肾，濡养筋骨，调补气血，固本培元，调节脏腑平衡。

腾宝（女）对常见妇科问题、疑难杂症有良好效果。配合妇宝宁使用，调养效果更佳。适用范围：四肢冰凉、下腹部不适、宫寒、痛经、月经不调、肾虚腰疼、小腹坠痛、盆腔和附件问题及夜尿多等脾肾阳虚、肾气不固等症状。

腾宝（男）适用范围：肾虚腰疼、遗精、阳痿、头晕、头痛、腰酸腿疼、手脚发凉，可配合梅花香调治前列腺增生，也可用于日常保健。

使用中注意以下几点：

（1）局部出现烫感、疼痛则代表经络不通。

（2）皮肤出现白色斑块提示体内湿气重，是湿邪外排的表现。

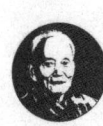

（3）皮肤出现紫色斑块或紫白相间，提示体内有痰湿寒瘀。

（4）调理的过程中易产生瞑眩反应，不必惊慌，随着调理进行，这种反应会很快消失。

使用方法：

（1）将药包放置笼上蒸 30 分钟。

（2）将干毛巾铺垫在肚脐与小腹正中，男士使用时将干毛巾铺垫在后腰命门穴位上。

（3）热敷 20 分钟左右至药包变温即可。

（4）每日可用一至二次，每包可反复使用 20 次。

（5）亦可用于肩部（肩周炎）、胃部（脾胃虚寒症）、腰部（腰膝酸软、疼痛），与梅花香配合使用，效果更好更快。

（6）女性可配合妇宝宁。

（7）男性可配合梅花香。

（8）配合平消康福膏使用，能促进疏通经络，软坚散结。

2

梅花香灸经络养生疗法与普通保健疗法区别：

第一，从手法上，普通的洗脚、按摩治疗只能到达皮、脉、肉，而经络疗法则可在此基础上深入到达筋、骨层，来缓解软组织的劳损，强健骨关节，促进局部血流循环。

第二，从疗效上，普通的按摩只能达到放松效果，而梅花香灸则可达到医疗效果，有病治病，无病防病。

梅花香灸经络养生疗法重点施灸穴位：

（1）涌泉穴：足少阴肾经上的保健要穴，位于足底前部凹陷处，主治癔病、头痛、晕厥、舌肌麻痹、喉炎、支气管炎、急性扁桃体炎、心动过速、眩晕、高血压病等。

（2）足三里：足阳明胃经上的保健要穴，又称"长寿穴"，位于犊鼻穴直下3寸。有健脾壮肾、扩张血管、降低血液凝聚、促进消化吸收、提高免疫力、消除疲劳的作用，主治胃痛、腰痛、腹痛、痢疾、便秘、头痛眩晕、下肢瘫痪、半身不遂、颈膝酸痛、消化系统疾病。

（3）百会穴：督脉保健要穴和长寿穴，位于两耳尖连线中点，主治脑血管意外之失语、晕厥、低血压、脑供血不足、神经衰弱、功能性子宫出血等。

（4）气海：任脉保健要穴，位于脐下1.5寸，主治慢性阑尾炎、慢性肠炎、习惯性便秘、消化不良、神经衰弱、身体虚弱、功能性子宫出血、月经不调、产后恶露不止、痛经、阳痿、遗精、遗尿等。

（5）膏肓：足太阳膀胱经上保健要穴，位于背上部，第四与第五胸椎棘突中间旁开3寸处。主治各种慢性病、神经衰弱、遗精、健忘、呕吐、胸膜炎等，常灸此穴有强壮身体的作用。

（6）命门：是人体督脉上的保健要穴，位于后腰正中线上与神阙对应部位，主治耳鸣、月经不调、阳痿、遗精、早泄、神经衰弱等。

（7）会阴：任脉保健长寿穴，位于肛门与生殖器中间凹陷处，主治痔疮、便血、便秘、妇科病、尿频、溺水窒息、惊痫等症，对调节生理和生殖功能有独特的作用。

（8）关元：任脉保健要穴，位于脐下3寸，主治消化不良、慢性肠炎、肠神经官能症、身体虚弱、肾盂肾炎、睾丸炎、遗精、阳痿、早泄、遗尿、痛经、产后恶露不止、功能性子宫出血等。以上保健穴

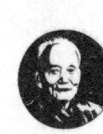

可单独香疗，也可配合使用。

香灸1~2个疗程后，感觉精神焕发，食欲增强，精力充沛，睡眠转好，毛发荣润，面部肤色及褐色斑淡化或消失，脏腑功能恢复，这些都是香灸通过调整身体阴阳平衡所起的作用。

梅花香灸时如何选穴？

（1）风寒型感冒选穴：以督脉为主，并配合百会、风府、大椎、风池、曲池、合谷、外关及印堂经穴。

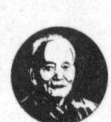

（2）风热型感冒选穴：以任脉为主，并配合百会、大椎、风池、曲池、合谷、少商。

（3）腰背、四肢麻木（痛痹、着痹）选穴：以督、任二脉为主，并配合阿是穴，上下肢取穴参考行痹，痛在腰背部可加大椎、陶道、命门、腰俞、风门、脾俞、肾俞。

（4）慢性胃炎选穴：以任、督二脉为主，按寒、热、虚、实进行灸疗，疼痛发作时，可取中脘、建里、梁丘、足三里灸之，不疼时可取肝俞、脾俞、胃俞、中脘、足三里、三阴交灸之。

（5）月经不调选穴：以任脉为主，并取肾俞、中髎、关元、气海、子宫三角区、三阴交等穴。应用寒则热之、热则寒之、实则泻之、虚则补之等原则进行调理。

（6）功能性便秘选穴：天枢穴、大肠俞、次髎穴、上巨虚（90分钟）。

（7）失眠选穴：百会穴、心俞穴、至阳穴、神阙穴、涌泉穴（90分钟）。

（8）急性胃痛选穴：至阳、中脘、神阙、膻中、天突、足三里、内庭、涌泉。

注：在调理病症的过程中，可根据不同症状，采用立体螺旋手法，由外向内或由内向外画圈，香气渗透经络，寻症走香。

3

为了方便朋友们自行使用腾宝，我们把大家来信来电和微信中咨询的一些问题综合起来，以问答的形式附加于此，便于大家参考。

（1）经期一直伴有腹痛，使用腾宝一个月经周期后，疼痛减轻，还需要坚持多长时间？

腾宝有温经散寒、温阳通络的作用，当使用一个月经周期后，体内有寒气排出，所以疼痛减轻。但是宫腔内气血的恢复、寒气的驱除及内环境的改善，还需要再坚持使用至少三个月经周期，方可使气血达到平衡。

（2）使用腾宝后，小腹部为什么会出现红白相间的斑？

这是一种体内湿气排出的反映。腾宝通过药气的透皮吸收，将体内的寒湿之气排出体外，继续使用，可以将体内的寒湿之气全部排出，斑也会随之消失。

（3）原本有左侧腹股沟处的疼痛，应用腾宝后疼痛消失，但下腹部有时会有轻微胀痛感，请问这是什么原因？

腾宝温热散寒，故有止痛作用，使用后疼痛就会减轻或消失。在疏通经络的时候，某个地方若有不通或瘀滞现象，就会产生疼痛感，等经络疏通后，症状就会消失。

（4）在使用腾宝热敷小腹和后腰时，出现热传导至脚部，这是好现象吗？

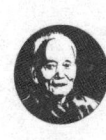

恭喜您！这是您的身体下肢经脉通畅的好现象，说明使用腾宝后经气被快速打通了，这样就达到了温阳补肾、保养胞宫和卵巢的效果。

（5）平时夜尿多，每晚大概需 3～5 次，这种情况可以使用腾宝吗？

对于男性当然可以。您这种现象主要是由于肾阳虚所导致的膀胱固摄功能异常所引起。男性腾宝的主要作用是温肾固阳、散寒通经、摄尿。使用腾宝，一周后症状就会有所改善。为了巩固疗效，建议最好使用三个月。

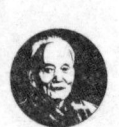

（6）我今年 40 出头，正是男性的黄金时期。由于这段时期精神压力比较大，杂事多等，使我的精神高度紧张，心理压力很大，近期出现遗精、早泄的现象，请问可以使用男性腾宝吗？

这种现象一方面是与精神压力太大有关，一方面是由于您自身的肾阳亏虚而导致心肾不交造成的。男性腾宝具有补肾益心、温阳固肾之效，每天坚持，一天两次，半个月后就可改善，因为突发状况的使用还要辅以心态调整。不要担心，由于病程较短，坚持使用一个月后就可以恢复正常。

（7）我现在的情况是：腰部酸痛，伴有沿坐骨神经向大腿后侧、小腿后外侧、足外侧方向放射状的发麻疼痛。请问我这种情况能使用腾宝吗？需要使用多少时间？

您这种情况可以使用腾宝。这种现象是由于肝肾气血亏虚而致肝经经脉不通，由体质寒凝经脉所致，腾宝具有补益肝肾、温通经络、散寒止痛的效果。建议应用腾宝热敷腰部及疼痛处，两到三天后症状就会缓解；坚持使用一个月，麻木感会明显减轻；为了巩固疗效，建议坚持使用三个月，基本就可恢复。另外，要注意脾胃的保护及营养摄取，保证充足的睡眠。

（8）我今年38岁了，每次经期都伴有腹痛，目前出现了月经紊乱、面色晦暗，让我非常困惑，请问使用腾宝可以改善这些症状吗？

您所述症状是由于宫寒、子宫内膜增厚而致，这也是医学上的一个难题。现在您可以放心，腾宝对这类问题有特效，可以起到温宫散寒、散瘀止痛、补益气血的作用。使用腾宝一个月后，寒瘀去除，疼痛就会消失；当经络通畅后，肝肾气血逐渐恢复，月经慢慢会恢复正常，面部晦暗就会得到改善。

（9）我今年32岁了，打算要二胎，但因为之前有过两次流产，现在气血比较虚，能在怀孕前使用腾宝调理身体吗？

您的保健意识非常好。腾宝具有很好地温宫补气血的作用，它能很好地温养胞宫，使宫腔气血充盈，能给宝宝营造一个很好的孕育环境，建议您使用腾宝三个月后再受孕。

（10）开春时因更换住所，导致寒湿之气入侵体内，左膝关节及左腿出现了疼痛及行走不便，请问应用腾宝能调节我这种情况吗？

腾宝对于您的这种症状效果很好，而且使用起来比较方便。建议将腾宝蒸后热敷于关节处，它可以将体内的寒湿之气排出，您可以看到白色凸出于皮表的湿斑。湿气排出后，您的症状就会得到缓解。坚持使用腾宝一个月后，症状就可消失。

（11）我今年35岁，三年前体检查出子宫内膜异位。每次经期腹痛，血量大，无法正常工作，而且进行性加重。不得已的情况下，应用激素疗法＋刮宫术的对症治疗方法，结果症状非但没有减轻，而且持续加重，现在还出现了失血性贫血和骨质疏松，请问能用腾宝进行调理吗？

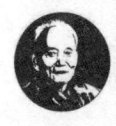

您这种情况，已经出现了气血的严重紊乱，所以要进行综合调理。首先，用梅花香灸补充气血。当气血足时，身体固摄能力就会改善。再应用针对于胞宫的腾宝进行暖宫散寒，修复子宫。等身体恢复到一定程度后，再应用妇宝宁进行清宫排毒。当肝肾功能好时，内膜异位也会得到很好的改善，同时，钙质的流失就会得到控制。

（12）我患有颈椎增生七八年了，出现了颈部活动受限，偶尔伴有头晕、恶心。到医院理疗科治疗，症状时好时坏。近两年以症状明显加重，以至做完调理后效果甚微。近期出现眩晕、呕吐，走路不稳，到医院检查提示：有椎管压迫症状，医生建议住院手术治疗。因家中经济并不宽裕，无法承担手术费用，故想寻求一种保守有效的调理方法。经人介绍，想尝试一下刘氏圈疗系列配伍组合疗法，请问对我这种情况有效果吗？

您这种情况属于肝阳上亢的表现。建议先使用平消康福膏贴敷肝区和脚心以凉血柔肝、引血下行，再用梅花香灸疏通督脉和膀胱经以及颈肩处的结节。待症状消失后，再应用刘氏抻筋拔骨养生法调理整个身体。一个月后，症状就可以得到缓解；坚持半年后，您的生活质量会大大提高。

（13）我今年26岁，前不久因患急性睾丸炎住院治疗后，现在出现不明原因的阴囊潮湿、尿频、尿急等症状，经过检查，医生诊断为"慢性前列腺炎"。由于目前我还未婚，对于现状很困惑，请问有什么好的方法可以调理我的症状？

您这种现象是由于身体肾气较虚、下焦有湿热引起的，建议先使用梅花香灸和男性腾宝，补充气血，温阳固肾，增强自身免疫力。在此基础上，可以通过圈疗进行全身性调理排毒，您这种症状很快可以得到控制，加之您比较年轻，调理效果好，一般圈疗3个疗程，即可恢复健康。

（14）我今年58岁了，患有风湿五六年，每逢阴雨变天，双侧膝关节就感疼痛难忍，身体困重无力。近期，不管天气有无变化，我的双侧膝关节都有痛感，行动受限，感到十分痛苦，请问我的这种状况您们那有适合的方法进行调理吗？

风湿本来是一种慢性迁延性的疾病，主要是寒湿之邪侵入体内，导致寒凝于经脉，久而久之，造成关节疼痛，活动受限。刘氏梅花香能通经活络，散寒止痛，通过整体和局部的调理，使身体的经脉得以疏通，将寒湿之气驱出体内，再配以平消康福膏进行局部关节的贴敷，可以达到镇痛调理的作用。使用一周后，症状就会得到缓解；再配合刘氏按摩术法，使身体气血达到平衡。坚持半年后，您的症状会得到基本控制。

（15）半月前，本人因高空意外坠物导致右侧跟腱损伤，在医院清创处理三次后，由于跟腱处的肌肉菲薄，造成创口不易愈合。现创口明显感染，范围扩展至跟腱深处，局部肌肉坏死，而且整个下肢和脚都呈黑青色，毫无知觉，医院建议我手术截肢。我朋友是您们刘氏圈疗的老患者，他建议我到您们这进行保守调理。请问我这种情况，您们那儿能调理吗？

我们调理过这类案例。受伤后导致伤口周围的气血瘀滞，血流不畅，致使伤口无法得到有效的血液供养和营养支持，以致形成局部皮肤坏死现象。我们的平消康福膏有很好的软坚散结、活血化瘀和去腐生肌的效果。在运用梅花香灸对患侧下肢进行温灸的基础上，再应用平消康福膏进行患侧脚的整体贴敷，3～5天后膏药会自动脱落，瘀血

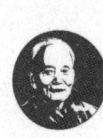

会自行消散,皮肤的乌青色会变淡。同样的方法坚持4~5次后,创面就可以逐步修复。

(16) 我今年60岁了,两年前出现了遗尿,伴有尿道的刺痛感。每次出现这种现象时,就会到社区药店买一些对症的药口服治疗。近期服药后,症状无法得到有效缓解,并且伴有尿血现象。对于这种状况,我很担心。我姑娘一直使用妇宝宁调理妇科效果很好,我这种状况能在您们那儿调理吗?

您这种现象是由于肾气不固、膀胱有湿热所造成的,可以先使用我们的香灸温阳固肾,再配合圈疗排毒清热利湿,可起到很好的效果。

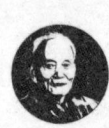

(17) 我患有失眠10年了,症状时好时坏。目前症状进行性加重,只能借助于安眠药才能勉强入睡。由于安眠药的使用和睡眠不足,造成我现在记忆力减退,身体困乏无力,请问您们这可以调理我这种状况吗?

失眠是由于长期的气血亏虚而致心脾肾功能障碍,从而使血不养心。梅花香可以调节心脾肾的功能,益心安神,有安眠之效。再配合腾宝培元固本,补充元气,增加身体的免疫功能,对全身进行一个整体调节。一个月后,您的症状就可以得到改善。

(18) 我今年49岁,最近半年来,月经紊乱,烦躁易怒,手脚心老出汗,请问我这种状况单纯使用腾宝能调理好吗?

您这种现象属于更年期的早期表现,可以在使用腾宝的同时配合使用妇宝宁,保养卵巢,平衡内分泌,再配合梅花香灸疏通经络,滋阴补血安神,揉肝解郁,能够使您安全度过更年期,延缓衰老。

4

腾宝、梅花香灸组合调治案例选录。

(1) 痛经

彭某，25岁，16岁初潮，腹痛明显。从那以后，每次月经时下腹坠痛难忍，同时伴大量虚汗、恶心，全身倦怠无力，腰酸背痛，不得不卧床休息。

既往史：用过很多偏方，但效果都不好，身体极不适，每月来潮时都会如临大敌，痛苦万分。

初步判断：痛经。

调治结果：2010年10月，一个偶然的机会，彭某接触到了刘氏圈疗的女用腾宝，便怀着试试看的心情开始试用。使用了半个月后，例假来了，虽然仍伴有腹痛，但却没有以前那样剧烈。后来就一直坚持使用，早晚各一次，不仅全身感觉暖暖的，腹痛也变成了隐隐的微痛，约半年后，所有的不适全部消失了。

(2) 宫寒

潘某，女，16岁，在校学生。每次月经前期出现小腹冷、痛，难以忍受，进入经期后，月经量大，有黑色凝块，且疼痛加剧，伴面色苍白、冷汗，无法正常上课。

既往史：为了缓解不适，家人给其服止痛剂，症状略缓。半年后，症状加重，严重影响其正常的学习生活。

初步判断：宫寒。

调治过程：后在友人介绍下，2011年1月开始接触刘氏圈疗的系列产品。在调理技师的指导下，连续使用腾宝三个月经周期后，症状明显缓解。继续使用三个月周期后，经量正常，已无血块，略感腹痛，但可忍受，不影响正常的学习生活。

(3) 月经不调

江某，女，14岁，在校学生，性格内向。13岁初潮，至今一年多来，月经周期紊乱，量少，经期短，面色晦暗，额头长少量粉刺。

既往史：其母四处求医，吃过多种中药进行调理，症状略有改善。每到学习紧张或临近考试时，就会出现健忘、梦呓、尿频等心肾阳虚的症状。因内服中药费时费力，且因其味苦孩子惧怕服药，导致症状加重。

初步判断：月经不调。

调治过程：2013年10月，其母辗转到刘氏圈疗调理馆求助，调理技师为其介绍了腾宝。应用腾宝交替热敷小腹部和腰部，达到温阳补肾、养血安神之效。应用一个周期后，孩子面色改善，粉刺消失，能安眠入睡。继续坚持使用两个周期后，月经周期正常，经量正常，记忆力增强，考试成绩提升。

(4) 子宫内膜异位症

杨某，女，33岁，已婚。三年婚史，计划要宝宝。因其平日月经周期不规律，经量较大，月经后期伴有轻微痛经，偶尔有尿频尿痛现象。

既往史：为了要一个健康的宝宝，遂到妇产医院进行体检，结果提示其为子宫内膜异位症。医生建议及时治疗，因为异位的子宫内膜

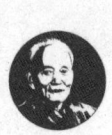

可引起盆腔粘连，输卵管运行障碍，导致异位妊娠的机会大大增加。其在医院住院治疗两周，痛感消失，但全身倦怠感明显。出院后不久，月经周期仍异常，为此本人十分忧虑。后四处打听调治子宫内膜异位的好办法，均效果不理想。于2012年3月到刘氏圈疗养生馆。

初步判断：子宫内膜异位症。

调治方案：根据其症状，调理技师建议使用刘氏腾宝进行温宫散寒。连续使用两个月经周期后，症状明显改善，杨某信心大增。又继续使用五个月经周期，症状完全消失，到医院检查，提示完全恢复。现有一个健康可爱的2岁小男孩，一家人其乐融融。

(5) 遗尿或多尿

李某，男，55岁，退休在家。半年前出现腰酸、夜尿多、应激性遗尿，为此变得自卑寡言，不愿出门，不愿与人交往。

既往史：老伴陪同丈夫到医院就诊，检查结果提示：前列腺轻度增大伴前列腺炎。医生为其开具相关药品，回家治疗半年后，症状改善不明显，其性格更加内向。

调治方案：经热线电话咨询，调理师指导其使用刘氏圈疗的男用腾宝热敷命门、八髎。一周后，症状明显改善，老人对未来生活重新充满信心。再次咨询，在专家指导下，在小腹部和腰部同时使用腾宝热敷。两个月后，症状消失，老伴也开始使用女性腾宝。现在，老两口将腾宝作为自己的保健必备品常年使用，并与周围的老年朋友分享。

(6) 腰酸腰痛

焦某，男，41岁。有外伤史，不慎受风寒，出现腰部疼痛、酸软无力，伴局部活动受限，未引起重视，继续工作。

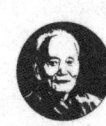

既往史：后症状加重，不得已到盲人按摩馆进行按摩，当时症状缓解。回家休息一夜后，第二天晨起症状加重，腰酸腰痛明显，活动严重受限。2010年3月在朋友陪同下，到刘氏圈疗养生馆进行调理。

调治结果：调理师对其身体情况进行评估后，建议其使用男用腾宝。遂应用腾宝热敷疼痛区域，24小时后痛感减轻，但仍感腰部酸软无力。继续使用一周后，症状明显改善，行动自如。坚持应用一月后，不仅症状全部消失，就连以前力不从心的夫妻生活也变得随心如意。

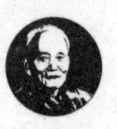